English & Medical Spanish

Vocabulary, Phrases, and Dialogue

Special Edition

History, Physical / Evaluation, Diagnosis, Vocabulary

by

Craig A. Sinkinson, M.D.

First Edition

Medical University Press ™

Purchase this book: www.mayanmedicalaid.org

Cover Art
Cover photography courtesy of Craig A. Sinkinson, M.D.

Disclaimer
This book does not provide medical advice, nor does it provide a basis for evaluating, diagnosing, or treating medical conditions. It is a collection of medical words and phrases in both English and Spanish. Only qualified medical personnel can evaluate, diagnose, and treat medical conditions.

Copyright
© 2009 by Craig A. Sinkinson, M.D.
All rights reserved. No part of this book may be used or reproduced in any manner whatsoever without written permission.

Publication

ISBN: 978-0-9819715-4-4
• First Personal Digital Assistant Format (PDA) publication: June 2009
• First Computer Format (CPT) publication: June 2009
• First Paper publication: June 2009
• Printed in the U.S.A.

Trademark
CA Sinkinson & Sons [TM] and Medical University Press [TM] are trademarks of CA Sinkinson & Sons, LLC

Publisher

CA Sinkinson& Sons, LLC
6988 Pinehaven Road
Oakland, CA 94611-1018
MedicalUniversityPress@gmail.com
011-502-5525-6603
www.mayanmedicalaid.org

Table of Contents

Present Illness 7
  Chief Complaint 7
    Common Questions / Phrases 7
    Common Complaints 16
  Quality / Location 21
  Severity 21
  Context 21
  Timing / Duration 21
  Modifying Factors 22
  Associated Signs / Symptoms 22
  Symptoms List 23
Medical History 42
  Medical 42
  Surgical 45
  Systems 46
    Skin 46
    Head 47
    Eyes 47
    Ears 49
    Nose 49
    Throat 50
    Neck 51
    Cardiovascular 52
      Heart 52
      Chest Pain 53
    Pulmonary 55
    Gastrointestinal 57
    Genitourinary 58
      General 58
      Menstruation 60
      Menopause 61
      Pregnancy 61
      Birth Control 63

- Venereal Disease 66
- Musculoskeletal 67
- Neurologic 69
- Endocrine 70
- Mental Status / Psychiatric 72
- Trauma 74
- Pain 75
  - What 75
  - Where 77
  - When 77
- Vaccinations 80
- Medications / Allergies 81
  - Medications 81
  - Allergies 85
  - Asthma 86
- Family History 89
  - General 89
  - Relatives 91
- Social History 94
  - Occupation 94
  - Living 94
  - Tobacco 95
  - Alcohol 96
  - Drugs 97
  - Sexual Relations 97
- Physical Examination 99
  - Intake 99
  - General Instructions 102
  - Position 104
  - Pain 106
  - HEENT / Neck 107
    - Head 107
    - Eyes 109
    - Ears 112
    - Nose 114
    - Throat 114
    - Dental 115
    - Neck 118

- Pulmonary 119
- Cardiovascular 120
- Gastrointestinal 121
  - Abdomen 121
  - Rectal 122
- Genitourinary 123
  - Male 123
  - Female 124
- Musculoskeletal 126
  - Upper Extremities 126
  - Lower Extremities 127
  - Back 128
- Neurologic 129
  - Motor 129
  - Sensory 131
    - Vision 131
    - Smell 134
    - Hearing 134
    - Touch 135
    - Coordination 135
    - Reflexes 137
  - Psychiatric 138
    - Orientation 138
    - Memory 139
    - Proverbs 139
- Procedures 141
  - Phrases 141
  - Common Procedures 142
    - Blood Sample 142
    - Intravenous Line 143
    - Urine Sample 145
      - Female 145
      - Male 146
  - Procedure List 148
- Diagnosis 157
  - Phrases 157
  - Diagnosis List 160
- Medication List 222

Anatomy	240
Dates	265
Days	265
Months	265
Time	266
Equipment / Supplies	271
Kitchen / Food	283
Numbers	299
Cardinal	299
Ordinal	308
Verb List	309

Present Illness
Enfermedad Actual

Chief Complaint
Motivo de Consulta Principal

Common Questions / Phrases
Preguntas Comunes / Frases Comunes

A.

Good morning, I am Dr. Grey.
Buenos días, soy el Doctor (la Doctora) Grey.

B.

Good afternoon, I am Dr. Grey.
Buenas tardes, soy el Doctor (la Doctora) Grey.

C.

Good evening, I am Dr. Grey.
Buenas noches, soy el Doctor (la Doctora) Grey.

D.

What happened?
¿Qué pasó?
 or
¿Qué ocurrió?

E.

What is bothering you?
¿Qué molestias tiene?

F.

How can I help you?
¿Cómo puedo ayudarlo(la)?

G.

Why did you / he / she come to (the hospital) office today?
¿Por qué vino (al hospital) a la clínica el día de hoy?

H.

Do you / Does he / Does she have . . .?
¿Tiene Ud./ él / ella . . .?

> **Example:**
>
> **Do you have a cough?**
> ¿Tiene Ud. tos?

I have . . .
Yo tengo . . .

> **Example:**
>
> **I have a cough.**
> Yo tengo tos.

He / She has . . .
Él / Ella tiene . . .

> **Example:**
>
> **He / She has a cough.**
> Él / Ella tiene tos.

I.

Are you / Is he / Is she . . .?
¿Está Ud. / él / ella . . .?

> **Example:**
>
> **Are you dizzy?**
> ¿Está Ud. mareado(a)?

I am . . .
Yo estoy . . .

> **Example:**
>
> **I am dizzy.**
> Yo estoy mareado(a).

He / She is . . .
Él / Ella está . . .

> **Example:**
>
> **He / She is dizzy.**
> Él / Ella está mareado(a).

- OR -

Are you / Is he / Is she . . .?
¿Tiene Ud. / él / ella . . .?

> **Example:**
>
> **Are you thirsty?**
> ¿Tiene Ud. sed?

I am . . .
Yo tengo . . .

> **Example:**
>
> **I am thirsty.**
> Yo tengo sed.

He / She is . . .
Él / Ella tiene . . .

> **Example:**
>
> **He / She is thirsty.**
> Él / Ella tiene sed.

J.

You have / He has / She has broken . . .
Ud. / Él / Ella se quebró (fracturó) . . .

> **Example:**
>
> **You have broken your ankle.**
> Ud. se quebró el tobillo.

I have broken my ...
Yo me quebré (fracturé) ...

> **Example:**
>
> **I have broken my ankle.**
> Yo me quebré el tobillo.

K.

Were you / Was he / Was she stung by an insect?
¿Le picó un insecto?
  or
¿Fue picado(a) por un insecto?

> **Example:**
>
> **Were you stung by a bee?**
> ¿Le picó una abeja?

I was stung by ...
Me picó ...
  or
Yo fui picado(a) por ...

Example:

I was bitten by a cat.
Me picó una abeja.
　or
Yo fui picado(a) por una abeja.

He / She was stung by . . .
Le picó . . .
　or
Él / Ella fue picado(a) por . . .

Example:

He / She was stung by a bee.
Le picó una abeja.
　or
Él / Ella fue picado(a) por una abeja.

L.

Were you / Was he / Was she bitten by (a person, dog, snake, etc.)?
¿Le mordió (una persona, un perro, una víbora)?
　or
¿Fue mordido(a) por (una persona, un perro, una víbora)?

Example:

Were you bitten by a dog?
¿Le mordió un perro?
　or
¿Fue mordido(a) por un perro?

I was bitten by (a person, dog, snake, etc.).
Me mordió (una persona, un perro, una víbora, etc.).
 or
Yo fui mordido(a) por (una persona, un perro, una víbora, etc.).

> **Example:**
>
> **I was bitten by a dog.**
> Me mordió un perro.
> or
> Yo fui mordido(a) por un perro.

He / She was bitten by (a person, dog, snake, etc.).
Le mordió (una persona, un perro, una víbora, etc.).
 or
Él / ella fue mordido(a) por (una persona, un perro, una víbora, etc.).

> **Example:**
>
> **He / She was bitten by a dog.**
> Le mordió un perro.
> or
> Él / ella fue mordido(a) por un perro.

M.

Were you (female) raped?
¿La violaron?
 or
¿Fue violada?

Were you (male) raped?
¿Lo violaron?
 or
¿Fue violado?

Was she raped?
¿La violaron?
 or
¿Fue violada?

Was he raped?
¿Lo violaron?
 or
¿Fue violado?

She was raped.
La violaron.
 or
Ella fue violada.

He was raped.
Lo violaron.
 or
Él fue violado.

I was raped.
Me violaron.
 or
Yo fui violado(a).

They raped her.
La violaron.
 or
Ella fue violada.

They raped him.
Lo violaron.
 or
Él fue violado.

Common Complaints
Quejas Comunes

(see previous pages for phrase translations)

abdominal pain
¿Tiene dolor de abdomen?
Tengo dolor de abdomen.

ankle fracture
¿Se quebró el tobillo?
Me quebré el tobillo.

ankle pain
¿Tiene dolor de tobillo?
Tengo dolor de tobillo.

arm fracture
¿Se quebró el brazo?
Me quebré el brazo.

arm pain
¿Tiene dolor en el brazo?
Tengo dolor en el brazo.

back fracture
¿Se quebró la espalda?
Me quebré la espalda.

backache / back pain
¿Tiene dolor de espalda?
Tengo dolor de espalda.

bee sting
¿Le picó una abeja?
Me picó una abeja.

bleeding
¿Está sangrando?
Estoy sangrando.

breathing difficulty
¿Tiene dificultad para respirar?
Tengo dificultad para respirar.

cat bite
¿Le mordió un gato?
Me mordió un gato.

chest pain
¿Tiene dolor de pecho?
Tengo dolor de pecho.

cold
¿Tiene frío?
Tengo frío.

congested
¿Tiene congestión en el pecho?
Tengo congestión en el pecho.

constipation
¿Tiene estreñimiento?
Tengo estreñimiento.

cough
¿Tiene tos?
Tengo tos.

cramps (muscle)
¿Tiene calambres?
Tengo calambres.

diarrhea
¿Tiene diarrea?
Tengo diarrea.

dizzy
¿Está mareado(a)?
Estoy mareado(a)

dog bite
¿Le mordió un perro?
Me mordió un perro.

earache / ear pain
¿Tiene dolor de oído?
Tengo dolor de oído.

eye irritation
¿Tiene irritación en el ojo?
Tengo irritación en el ojo.

eye pain
¿Tiene dolor de ojo?
Tengo dolor de ojo.

eye, something in my
¿Tiene algo en el ojo?
Tengo algo en el ojo.

fever
¿Tiene fiebre?
Tengo fiebre.

finger fracture
Se quebró el dedo.
Me quebré el dedo.

finger pain
¿Tiene dolor de dedo?
Tengo dolor de dedo.

foot fracture
¿Se quebró el pie?
Me quebré el pie.

foot pain
¿Tiene dolor de pie?
Tengo dolor de pie.

hand fracture
¿Se quebró la mano?
Me quebré la mano.

hand pain
¿Tiene dolor de mano?
Tengo dolor de mano.

head fracture
¿Se quebró la cabeza?
Me quebré la cabeza.

headache / head pain
¿Tiene dolor de cabeza?
Tengo dolor de cabeza.

hip fracture
¿Se quebró la cadera?
Me quebré la cadera.

hip pain
¿Tiene dolor de cadera?
Tengo dolor de cadera.

hot
¿Tiene calor?
Tengo calor.

ill
¿Está enfermo(a)?
Estoy enfermo(a).

indigestion
¿Tiene indigestión?
Tengo indigestión.

injured
¿Está herido(a)?
Estoy herido(a).

insect sting
¿Le picó un insecto?
Me picó un insecto.

itching
¿Tiene comezón?
Tengo comezón.

joint pain
¿Tiene dolor en las coyunturas?
Tengo dolor en las coyunturas.

joint swelling
¿Tiene hinchazón en la coyuntura?
Tengo hinchazón en la coyuntura.

leg fracture
¿Se quebró la pierna?
Me quebré la pierna.

leg pain
¿Tiene dolor en la pierna?
Tengo dolor en la pierna.

muscle pain
¿Tiene dolor de músculos?
Tengo dolor de músculos.

nausea
¿Tiene náusea?
Tengo náusea.

neck fracture
¿Se quebró el cuello?
Me quebré el cuello.

neck ache / neck pain
¿Tiene dolor de cuello?
Tengo dolor de cuello.

pain here
¿Tiene dolor aquí?
Tengo dolor aquí.

pain there
¿Tiene dolor allí?
Tengo dolor allí.

pain with sexual relations
¿Tiene dolor cuando tiene relaciones sexuales?
Tengo dolor cuando tengo relaciones sexuales.

pregnant
¿Está embarazada?
Estoy embarazada.

rash
¿Tiene ronchas?
Tengo ronchas.

scorpion sting
¿Le picó un alacrán?
Me picó un alacrán.

shoulder fracture
¿Se quebró el hombro?
Me quebré el hombro.

shoulder pain
¿Tiene dolor de hombro?
Tengo dolor de hombro.

sore throat
¿Tiene dolor de garganta?
Tengo dolor de garganta.

sores, genital
¿Tiene úlceras en las partes genitales?
Tengo úlceras en las partes genitales.

snakebite
¿Le mordió una víbora (culebra)?
Me mordió una víbora (culebra).

sting, insect
¿Le picó un insecto?
Me picó un insecto.

stomach ache
¿Tiene dolor de estómago?
Tengo dolor de estómago.

thirst
¿Tiene sed?
Tengo sed.

toe fracture
¿Se quebró el dedo del pie?
Me quebré el dedo del pie.

toe pain
¿Tiene dolor en el dedo del pie?
Tengo dolor en el dedo del pie.

vaginal discharge, abnormal : flujo vaginal, anormal

weak
¿Está débil?
Estoy débil.

wrist fracture
¿Se quebró la muñeca?
Me quebré la muñeca.

wrist pain
¿Tiene dolor de muñeca?
Tengo dolor de muñeca.
¿Tiene secreción vaginal anormal?
Tengo secreción vaginal anormal?

Quality / Location
Tipo / Ubicación

How do you feel?
¿Cómo se siente?

What's wrong?
¿Qué le pasa?

What happened?
¿Qué pasó?

Show me where your problems are.
Enséñeme donde tiene las molestias.

Where is your problem?
¿Dónde siente la molestia?

Severity
Severidad

How severe are your symptoms?
¿Qué tan severos son sus síntomas?

How severe is your problem?
¿Qué tan severa es su molestia?

Mild?
¿Suave?

Moderate?
¿Moderada?

Severe?
¿Severa?

Context
Contexto

What caused your problem?
¿Qué causó su molestia?

What treatment have you been taking for your problem?
¿Cuál tratamiento ha estado tomando para su molestia?

How has your condition or problem affected you?
¿Cómo le ha afectado su condición o molestia?

Timing / Duration
Frequencia / Duración

Since when?
¿Desde cuándo?

When did your illness begin?
¿Cuándo comenzó su enfermedad?

How often do you have your symptoms?
¿Cada cuánto tiene los síntomas?

Have your symptoms occured before today?
¿Ha tenido estos síntomas antes de hoy?

How long do your symptoms last?
¿Cuánto tiempo duran los síntomas?

How long does it last?
¿Cuánto tiempo dura?

Modifying Factors
Factores Modificadores

What makes it better for you?
¿Qué lo hace sentir mejor?

What makes it worse for you?
¿Qué lo hace sentir peor?

Associated Signs / Symptoms
Signos / Síntomas Asociados

Do you have other symptoms or problems with this illness?
¿Tiene otros síntomas o molestias con esta enfermedad?

What did you eat today?
¿Qué comió hoy?

What have you swallowed?
¿Qué ha tragado?

Have you vomited today?
¿Ha vomitado hoy?

Symptoms List

A
abdominal heaviness : pesadez (f) en el abdomen
absence : ausencia (f), pérdida momentánea del conocimiento
abused : engañado(a) (adj), abusado(a) (adj), maltratado(a) (adj)
abusive : abusivo (adj), injurioso(a) (adj), vil (adj)
ache : dolor (m)
ache, stomach : dolor (m) del estómago
aching (all over) : cuerpo (m) adolorido; cuerpo (m) cortado
acrophobia : acrofobia (f)
aggressiveness : agresividad (f)
agitation : agitación (f), inquietud (f) y actividad (f) aumentada
allergy to pollen, dust, or animals : reacción (f) alérgica al polen, polvo, o animales
allergy, animal : reacción (f) alérgica a los animales
allergy, dust : reacción (f) alérgica al polvo
allergy, pollen : reacción (f) alérgica al polen
altered perception : percepción (f) alterada
anger : enojo (m)
angerly : enojodamente (adv)
angry : enojado(a) (adj)
anguish : angustia (f)
anguished : angustiado(a) (adj)
animal allergy : reacción (f) alérgica a los animales
ankle swelling : hinchazón (f) en el tobillo
anovulatory cycles : ciclos (m) anovulatorios
anxiety : ansiedad (f)
anxious : ansioso(a) (adj)
apathy : apatía (f), falta (f) de sentimiento o emoción
aphasia : afasia (f), imposibilidad (f) o dificultad (f) para hablar
aphonia : afonía (f)
apnea : apnea (f), suspensión (f) de la respiración
appetite : apetito (m), gana (f)
arthralgia : artralgia (f), dolor (m) de las articulaciones

astonished : sorprendido(a) (adj)

B
back pain : dolor (m) de espalda
bad : mal (adj), malo(a) (adj)
bad breath : mal aliento (m)
black stool : excremento (m) negro
bleeding : sangría (f), hemorragia (f), desangramiento (m),
bleeding gums : encías (f) sangrientas
bloated : distendido(a) por gases, embotado(a) (adj)
blood in the stool : sangre (f) en el excremento
bloody gums : encías (f) sangrientas
bloody nose : sangre por la nariz, epistaxis (f)
bloody sputum : sangre (f) en el esputo
bloody stool : sangre (f) en el excremento
bloody urine : sangre (f) en la orina
blurred vision : vista (f) borrosa
blush : ruborizarse, sonrojarse (v), abochornarse (v)

bother : molestia (f)
bowel movement : movimiento (m) de los intestinos
bowel movement, irregular : movimiento (m) irregular de los intestinos
breast discharge : emisión de líquido o fluido (m) de los senos
breast masses : masas (f) de los senos
breast tenderness : senos (m) adoloridos, pechos (m) adoloridos
breath feelings, out of : sensaciones (f) sofocadas
breath, bad : mal aliento (m)
breath, out of : sofocado(a) (adj)
breath, shortness of : falta (f) de respiración, dificultad (f) al respirar
breathing difficulty : dificultad (f) al respirar
breathing difficulty at night : dificultad (f) para respirar por la noche
broken : fracturado(a) (adj), quebrado(a) (adj), roto(a) (adj)
bruised : moreteado(a) (adj), amoratado(a) (adj)
burning : ardor (m), quemazón (f), ardoroso(a) (adj), ardiente (adj)

burning feelings : sensaciones (f) ardorosas, sensaciones (f) ardientes
burning, urinary : ardor (m) al orinar, quemazón (f) al orinar
burp : eructo (m)
buzzing (in the ears) : tintineo (m), zumbido (m)

C

changes in color of urination : cambios (m) de color en la orina
changes in frequency of urination : cambios (m) en la frecuencia de orinar
changes in mood : cambios (m) de humor
changes in mood, sudden : cambios (m) de humor repentino
changes in skin color : cambios (m) colorados en la piel
changes in stool color : cambios (m) de color en el excremento
changes, visual : cambios (m) visuales
changes, voice : cambios (m) en su voz

chapped hands : manos (f) agrietadas
chapped lips : labios (m) agrietados
chapped skin : piel (f) agrietada
chest cold : catarro (m) en el pecho, resfriado (m) en el pecho
chest pain : dolor (m) en el pecho
chest pressure : presión (f) en el pecho
chest tightness : presión (f) en el pecho
chills : escalofríos (m)
choking : ahogado(a) (adj)
climbing stairs, problems : problemas (m) para subir escaleras
coated tongue : lengua (f) sucia
cold : frío (m), frío(a) (adj)
cold hands : manos (f) frías, manos (f) húmedas
cold in the womb : frío (m) en la matriz
cold, chest : catarro (m) en el pecho, resfriado (m) en el pecho
colder than others, feeling : la sensación (f) de sentir más frío que otras personas
collapse : colapso (m), caída rápida
colored phlegm : flema (f) coloreada
concern : preocupación (f)

concerns : preocupaciones (f)
concussion : conmoción (f) cerebral
confused : confundido(a) (adj)
confusion : confusión (f), trastorno (m)
congested, nasally : nariz (f) constipada, nariz (f) tapada
congestion : congestión (f), acumulación excesiva de sangre o fluido en una parte del cuerpo
constipated : estreñido(a) (adj), constipado(a) (adj)
constipation : constipación (f), estreñimiento (f)
content : contento(a) (adj)
cough : tos (f)
cough with sputum : tos (f) con esputo, tos (f) con flema
cough, dry : tos (f) seca
coughing : toser (m), toses (f)
coughing fits : acceso (m) de tos
cramps (abdominal) : retorcijones (m), torcijones (m), cólicos (m)
cramps (general) : calambres (m)
cramps (menstrual) : cólicos (m)
cramps (muscle) : calambres (m)
cramps, leg : calambres (m) en las piernas
crossly : enojadamente (adv), con enfado, mal humor.
crushing : aplastante (adj)
crushing pain : dolor (m) aplastante
cut : cortada (f)
cycles, anovulatory : ciclos (m) anovulatorios

D
dark stool : excremento (m) oscuro
debility : debilidad (f)
decrepit : decrépito(a) (adj)
delirious : delirante (adj)
deliriously : delirantamente (adv)
dental pain : dolor (m) en los dientes
depressed : agitado(a) (adj), achicopalado(a) (adj)
depressed (dented) : deprimido(a) (adj)
depressed fontanelle : fontanela (f) deprimida, mollera (f) caída
deterioration : deterioro (m), empeoramiento (m)

diaphoresis : diaforesis (f), sudor (m) abundante
diarrhea : diarrea (f)
difficulty breathing at night : dificultad (f) al respirar por la noche
difficulty starting the stream : dificultad (f) al empezar el flujo o chorro (i.e. de orina)
difficulty stopping the stream : dificultad (f) para detener el flujo
difficulty swallowing : dificultad (f) al tragar
difficulty urinating : dificultad (f) al orinar
difficulty, breathing : dificultad (f) al respirar
difficulty, expiration : dificultad (f) para espirar
difficulty, hearing : dificultad (f) para oír
difficulty, inspiration : dificultad (f) para inspirar
difficulty, speaking : dificultad (f) para hablar
dirty tongue : lengua (f) sucia
discharge, breast : salida de líquido o fluido (m) de los senos
discharge, ear : supuración (m) del oído
discharge, penile : salida de pus por el pene
discharge, vaginal : desecho (m) de la vagina
discomfort : malestar (m), incomodidad (f)
disorder, physical : malestar (m)
disorientation : desorientación (f), pérdida de la noción del espacio y del tiempo
dizziness : mareos (m)
dizzy : mareado(a) (adj)
double vision : visión (f) doble
dribbling : goteo (m)
dribbling after urination : goteo (m) después de orinar
dripping : salida (f) de gotas, pringas
dry cough : tos (f) seca
dry eyes : ojos (m) secos
dry skin : piel (f) seca, piel (f) reseca
dumb (speech) : mudo(a) (adj)
dust allergy : reacción (f) alérgica al polvo

E
ear discharge : supuración (f) del oído
earache : dolor (m) de oído
ecchymosis : equimosis (f), cardenal (m), moretón (m)
embarrassed : apenado(a), avergonzado(a) (adj)

enlargement, joint : agrandamiento (m) de las articulaciones
exertion : esfuerzo (m)
exhausted : agotado(a) (adj)
exhaustion : agotamiento (m)
expel gas, to : sacar (v) gases, echar (v) un pedo, tirar (v) un pedo
expiration difficulty : dificultad (f) para la espiración
eye irritation : irritación (f) de los ojos
eye strain : ojos (m) cansados, ojos (m) fatigados
eyelids, inflamed : párpados (m) inflamados
eyes, dry : ojos (m) secos
eyes, tired : ojos (m) cansados, ojos (m) fatigados
eyes, watery : ojos (m) llorosos

F
face, oily : cara (f) aceitosa, cara (f) grasosa
facial paralysis : parálisis (f) facial
faint : desmayo (m), desfallecimiento (m)
fainting spells : desmayos (m), desfallecimientos (m)
fall : caída (f)
fart : pedo (m), bufa (f)
fatigue : fatiga (f), cansancio (m), fatigado(a) (adj)
fear : miedo (m)
feeble : débil (adj)
feeling colder than others : la sensación (f) de tener más frío que otras personas
feeling of pleasure : sensación (f) de placer
feeling warmer than others : la sensación (f) de tener más calor que otras personas
feelings, burning : sensaciones (f) de ardor, sensaciones (f) quemantes
feelings, nauseous : sensación (f) de naúseas
feelings, out of breath : sensación (f) de sofoco
fever : fiebre (f), calentura (f)
fever, persistent : fiebre (f) persistente
fit (attack) : ataque (m), acceso (m)
flaccid : fláccido(a) (adj), laxo(a) (adj), flojo(a) (adj)
flatulence : flatulencia (f), presencia abundante de aire en el estómago o el intestino
flatus : flato (m)
flushing : bochorno (m)

fontanelle, depressed : fontanela (f) deprimida, mollera (f) caída
food problems : problemas (m) con comidas
food problems that cause pain : problemas (m) con comidas que le causan dolor
food problems with sticking in the throat : problemas (m) con comidas que se atoran en la garganta
forgetful : olvidadizo(a) (adj)
fright : susto (m), terror (m)
frightened : asustado(a) (adj)
frigidity : frigidez (f), insensibilidad sexual
full of lines : lleno de líneas, rayado(a) (adj)

G
gain of weight : subir (v) de peso
gas, stomach : gas (m) en el estómago
gas, to expel : sacar (v) gas, echar (v) un pedo, tirar (v) un pedo
gasping : jadeo (m)
get up at night more than once, to : levantarse (v) por la noche más de una vez
get up at night to urinate more than once , to : levantarse (v) por la noche más de una vez para orinar
glands swollen in the groin : ganglios inflamados en la ingle, encordio (m), incordio (m)
good : bueno(a) (adj), buen (adj)
grievance : molestia (f)
groin, swollen glands in the: ganglios inflamados en la ingle, encordio (m), incordio (m)
gums, bleeding : encías (f) sangrantes
gums, bloody : encías (f) sangrientas
gums, sore : encías (f) dolorosas

H
hair (head), oily : cabello (m) aceitoso, cabello (m) grasoso
hair, oily : pelo (m) aceitoso, pelo (m) grasoso
hallucination : alucinación (f), percepción visual no fundada en una realidad objetiva

handicapped : lisiado(a) (adj), con un impedimiento (adj) físico, minusválido (a) **hands, chapped :** manos (f) agrietadas
hands, cold : manos (f) frías, manos (f) húmedas
happy : alegre (adj)
hard : duro(a) (adj)
hardship : molestia (f)
head trauma : golpe (m) en la cabeza, trauma (m) en la cabeza
healthy : sano(a) (adj), saludable (adj)
hearing difficulty : dificultad (f) para oír
heartbeat, irregular : latidos (m) cardíacos irregulares
heartbeat, rapid : latidos (m) cardíacos rápidos

heartburn : agruras (f), ardor epigástrico, gastralgia (f), pirosis (f)
heat rash : salpullido (m), sarpullido (m) de calor
heaviness, abdominal : pesadez (f) en el abdomen
hematemesis : hematemesis (f), vómito (m) de sangre
hematuria : hematuria (f), orina (f) sanguinolenta

hives : ronchas (f)
hoarse : ronco(a) (adj)
hoarseness : ronquera (f)
homesickness : nostalgia (f) del hogar
homicidal thoughts : pensamientos (m) de querer matar alguien
hot : caliente (adj)
hot flushes : bochornos (m), calores (m)
hot sensations : calores (m), bochornos (m)
hunger : hambre (f)
hurt : lastimado(a) (adj)
hydrophobic : hidrófobo(a) (adj), que tiene miedo ante cualquier líquido, al agua
hyperactive : acelerado(a), hiperactivo(a) (adj)
hypochondriasis : hipocondría (f), preocupación exagerada por la salud personal
hysteria : histeria (f)

I

ill : enfermo(a) (adj), por mal (adj)
indifferent : indiferente (adj)
indigestion : indigestión (f)
inflamed : inflamado(a) (adj)

inflamed eyelids : párpados (m) inflamados
inflammation : inflamación (f)
ingrown nail : uña (f) enterrada, uña encarnada
injured : lesionado(a) (adj)
insensibility : insensibilidad (f)
inspiration difficulty : dificultad (f) para la inspiración
intense : fuerte, intenso(a) (adj)
intensely : intensamente (adv)
intractable : intratable (m/f), huraño (a) (adj)
irregular : irregular (adj)
irregular bowel movement : movimiento (m) irregular de los intestinos

irregular heartbeat : latidos (m) cardíacos irregulares
irritating : irritante, molesto(a) (adj)
irritation, eye : irritación (f) de los ojos
itch : comezón (f), picazón (f)
itching : comezón (f), picazón (f), picor (m)

itching, penile : comezón (f) en el pene, picazón (f) en el pene
itching, vaginal : comezón (f) en la vagina, picazón (f) en la vagina

J
jaundice : ictericia (f)
joint enlargement : agrandamiento (m) de las articulaciones
joint pain : dolor (m) de las articulaciones
joint swelling : hinchazón (f) en las articulaciones
jumpy : acelerado(a) (adj)

K
knot : nudo (m)

L
leak : goteo (m)
leakage : goteo (m)
leg cramps : calambres (m) en las piernas
lethargic : letárgico(a) (adj), relativo a letargo
lethargy : letargo (m), somnolencia (f), indiferencia (f)
libido : libido (f), deseo (m) sexual
limp : lisiado(a) (adj), que cojea al caminar

lines, full of : lleno de líneas, rayado(a) (adj)
lips, chapped : labios (m) agrietados
lisp : ceceo (m)
lively sensation : sensación (f) de ánimo, vivacidad, bullicio (m)
loss of sexual desire : pérdida (f) de deseo sexual
loss of weight : bajar (v) de peso

M
masses in the neck : masas (f) del cuello
melena : melena (f), excremento oscuro conteniendo sangre
memory, short of : olvidadizo(a) (adj)
meningitis : meningitis (f), inflamación (f) de las meninges
menstrual pain : dolor (m) menstrual, dolor (m) durante la regla
merry : alegre
mild : suave (adj)
mistreated : maltratado(a)
moderate : moderado(a) (adj), contenido(a) (adj)
molestation : molestia (f)
mood changes : cambios (m) de humor
mood changes, sudden : cambios (m) de humor repentino
mood swings : cambios (m) de humor
mood swings, sudden : cambios (m) de humor repentino
mortified : mortificado(a) (adj)
movement, bowel : movimiento (m) de los intestinos
muscle pain : dolor (m) de los músculos
muscle weakness : debilidad (f) en los músculos

N
nail, ingrown : uña (f) enterrada, encarnada (f)
nasally congested : nariz (f) constipada, nariz (f) tapada
nausea : náusea (f), asco (m), basca (f), ganas (f) de vomitar
nauseated : estómago (m) revuelto
nauseated, to be : tener (v) náuseas
nauseated, to feel : tener (v) náuseas
nauseous feelings : sensación (f) de naúseas
neck masses : masas (f) del cuello

neck pain : dolor (m) del cuello
neck swelling : hinchazón (f) en el cuello
need for glasses : necesidad (f) de usar anteojos
need for oxygen : falta (f) de oxígeno
nervous : nervioso(a) (adj)
nervousness : nerviosismo (m), excitabilidad e irritabilidad excesivas
night sweats : sudores (m) por la noche
nose, bloody : sangre por la nariz, epistaxis (f)
nose, runny : nariz (f) mocosa , secreción (f) nasal
nose, stuffed-up : nariz (f) tapada
nuisance : molestia (f)
numb : entumido(a) (adj), entumecido(a) (adj)
numbness : adormecimiento (m), entumecimiento (m), entorpecimiento (m)

O
oblivious : olvidadizo(a) (adj)
obsession : obsesión (f), idea (f) fija
offensive : ofensivo(a), agresivo(a) (adj)
oily : aceitoso(a) (adj), grasoso(a) (adj)
oily face : cara (f) aceitosa, cara (f) grasosa
oily hair : pelo (m) aceitoso, pelo (m) grasoso
oily hair (head) : cabello (m) aceitoso, cabello (m) grasoso
oily skin : piel (f) aceitosa, piel (f) grasosa
orthopnea : ortopnea (f), dificultad (f) de la respiración al estar acostado en plano
ovarian pain : dolor (m) en los ovarios
overwhelmed : acongojado(a) (adj)
oxygen need : falta (f) de oxígeno

P
pain : dolor (m)
pain with exertion : dolor (m) con esfuerzo
pain with sexual intercourse : dispareunia (f), dolor (m) experimentado durante la relación sexual
pain, back : dolor (m) de espalda
pain, chest : dolor (m) en el pecho

pain, crushing : dolor (m) aplastante
pain, dental : dolor (m) en los dientes
pain, joint : dolor (m) de las articulaciones
pain, menstrual : dolor (m) menstrual, dolor (m) durante la regla
pain, muscle : dolor (m) de los músculos
pain, neck : dolor (m) del cuello
pain, ovarian : dolor (m) en los ovarios
pain, side : dolor (m) al lado
pain, sharp: dolor (m) punzante, dolor (m) mordaz
pain, stomach : dolor (m) del estómago

pain, thoracic : dolor (m) torácico
pain, urinary : dolor (m) cuando orina
pain, uterine : dolor (m) en la matriz, dolor (m) en el útero
painful : doloroso(a) (adj)
painful breasts : senos (m) adoloridos, senos (m) dolorosos
pale : pálido(a) (adj)
paleness : palidez (f)

palpitation : palpitación (f), sensación (f) de latidos cardíacos rápidos e irregulares
pant (breathing) : jadeo (m)
paralysis, facial : parálisis (f) facial
penile discharge : salida de pus o secreción por el pene
penile itching : comezón (f) en el pene, picazón (f) en el pene
penile sores : llaga (f) en el pene, úlcera (f) en el pene
perception : percepción (f)
perception, altered : percepción (f) alterada
persistent fever : fiebre (f) persistente
phlegm : flema (f)
phlegm, colored : flema (f) coloreada
phlegm, thick : flema (f) gruesa
phobia : fobia (f), miedo (m) persistente e irracional
photophobia : fotofobia (f), aversión a la luz
photosensitivity : fotosensibilidad (f), respuesta anormal de la piel a la luz

physical disorder : malestar (m)
pollen allergy : reacción (f) alérgica al polen
polydipsia : polidipsia (f), sed excesiva y persistente
polyphagia : hambre excesiva y persistente
polyuria : poliuria (f), orina (f) excesiva y persistente
poor urinary control with coughing or laughing : poco control (m) de la orina cuando tose o se ríe
poor urinary flow : pobre, escaso flujo (m) al orinar
poor vision : mala visión (f)
poor-spirited : abatido(a) (adj)
pressure, chest : presión (f) en el pecho
pressure-like : como presión (f)
prick : pinchazo, picadura (f)
prickly : espinoso(a) (adj), erupción causada por el calor, quisquilloso(a) (adj)
problem : problema (m)
problems climbing stairs : problemas (m) para subir escaleras
problems defecating : problemas (m) para defecar, problemas (m) para pasar las heces
problems moving your arms or legs : problemas (m) para mover sus brazos o piernas
problems remembering : problemas (m) para recordar
problems sleeping flat : problemas (m) para dormir plano
problems taking care of yourself : problemas (m) para cuidarse a sí mismo(a)
problems talking : problemas (m) para hablar
problems thinking : problemas (m) para pensar
problems walking : problemas (m) para andar
problems with food sticking in the throat : problemas (m) con comidas que se atoran en la garganta
problems with foods : problemas (m) con comidas
problems with foods that cause pain : problemas (m) con comidas que le causan dolor

problems, back : problemas (m) con la espalda
problems, blood : problemas (m) con la sangre
problems, genital : problemas (m) con las partes genitales
problems, hormone : problemas (m) con hormonas
problems, skin : problemas (m) con la piel
problems, spinal column : problemas (m) con la columna vertebral
problems, thyroid gland : problemas (m) con la glandula tiroides
psychosomatic : psicosomático(a) (adj), que tiene síntomas corporales de origen psíquico
pyrosis : pirosis (f), ardor (m) de estómago

Q
qualm (mental feeling) : escrupuloso (m), remordimiento (m) de la conciencia
qualm (sensation, fit) : acceso (m) de náusea
queasy : nauseabundo(a) (adj), propenso (m) al vómito
quinsy : , inflamación (f) supurativa de las amígdalas

R
radiation of pain to your arm or shoulder : radiación (f) de dolor a su brazo o hombro
radiation of pain to your back : radiación (f) de dolor a su espalda
raped : violado(a) (adj)
rapid heartbeat : latidos (m) cardíacos rápidos
rash : roncha (f)
rash (hives) : urticaria (f), ronchas (f), erupciones (f)
rash, heat : salpullido (m), sarpullido (m)
rash, red : rosado(a) (adj), erupción (f)
rational : racional (adj), razonado(a) (adj)
rationality : m), racionalidad (f)
reaction : reacción (f)
regular : regular (adj)
regurgitation : regurgitación (f), reflujo (m) del contenido de un órgano hueco
restless : inquieto (m), inquieta (f), inquieto(a) (adj)
ringing (in the ears) : tintineo (m), zumbido (m)

runny nose : nariz (f) mocosa , secreción (f) nasal

S
sad : triste (adj)
sane : sano(a) (adj), cuerdo(a) (adj)
scare : susto (m)
scratch : rasguño (m)
seeing halos around lights : vista (f) de círculos (halos) alrededor de las luces
sensation of pleasure : sensación (f) de placer
sensation, lively : sensación (f) de ánimo, vivacidad; bullicio
severe : severo(a) (adj)
severity : severidad (f)
sexual desire : deseo (m) sexual
sexual desire, loss of : pérdida (f) del deseo sexual
sexual intercourse, pain with : dispareunia (f), dolor (m) experimentado durante la relación sexual
shocked : atónito(a), sacudido(a) (adj)
short of memory : olvidadizo(a) (adj)
shortness of breath : falta (f) de respiración, dificultad (f) al respirar
sick : enfermo(a) (adj)

side pain : dolor (m) del lado
sigh : supiro (m), susurro (m)
sinus congestion : congestión (f) de los senos nasales
skin color changes : cambios (m) de color en la piel
skin problems : problemas (m) con la piel
skin, chapped : piel (f) agrietada
skin, dry : piel (f) seca, piel (f) reseca
skin, oily : piel (f) aceitosa, piel (f) grasosa
sleeping flat, problems : problemas (m) para dormir sin almohada, plano
sleepy : adormecido(a) (adj)
slowly : despacio (adv), lentamente (adv)
somnolence : somnolencia (f), estado intermedio entre el sueño y la vigilia
sore breasts : senos (m) adoloridos, senos (m) dolorosos
sore gums : encías (f) dolorosas
sore throat : dolor (m) de garganta (f)

sores, penile : llaga (f) en el pene, úlcera (f) en el pene
sores, vaginal : llaga (f) en la vagina, úlcera (f) en la vagina
spasm : espasmo (m)
speech difficulty : dificultad (f) al hablar
spontaneous : espontáneo(a) (adj)
sputum, bloody : sangre (f) en el esputo
stabbing : puñalada (f)
stammering : tartamudeo (m), tartamudez (f)
stiff : espeso(a) (adj)
stiff neck : cuello (m) tieso, tortícolis (m)
stinging : que arde (m)
stomach ache : dolor (m) del estómago
stomach gas : gas (m) en el estómago
stomach pain : dolor (m) del estómago
stomach, upset : estómago (m) revuelto
stool, black : excremento (m), heces (f) negras
stool, bloody : sangre (f) en el excremento
stool, change in color of : cambio (m) de color del excremento
stool, dark : excremento (m) oscuro, heces oscuras

strain, eye : ojos (m) cansados, ojos (m) fatigados
straining : con esfuerzos
stress : estrés (m)
stretch mark : estría (f)
stuffed-up : tapado(a) (adj), tupido(a) (adj)
stuffed-up nose : nariz (f) tapada
stuttering : tartamudeo (m), tartamudez (f)
subjective : subjetivo (adj)
suicidal method : método (m) para matarse
suicidal plan : plan (m) para matarse
suicidal thoughts : pensamientos (m) de matarse
sunburn : quemadadura (f) del sol
surprised : sorprendido(a) (adj)
swallowing difficulty : dificultad (f) al tragar
sweats : sudores (m)
sweats, night : sudores (m) por la noche
sweaty : sudoroso(a) (adj)
swelling, ankle : hinchazón (f) en el tobillo
swelling, joint : hinchazón (f) en las articulaciones

swelling, neck : hinchazón (f) en el cuello
swollen : hinchado(a) (adj)
swollen groin glands : ganglios (m) inguinales inflamados, encordio (m), incordio (m)
swollen tonsils : amígdalas (f) hinchadas, anginas (f) hinchadas
swoon : desmayo (m)
symptom : síntoma (m)
symptomatic : sintomático(a) (adj), relativo a los síntomas
symptomatology : sintomatología (f), síntomas de una enfermedad
syncope : síncope (m), desmayo (m), desvanecimiento (m)

T

taste, pungent and hot : picante (m) y condimentado
tenderness, breast : senos (m) adoloridos, pechos (m) adoloridos
tension, premenstrual : tensión (f) premenstrual
test for tuberculosis : una prueba (f) para tuberculosis
thick phlegm : flema (f) espesa
thirst : sed (f)
thoracic pain : dolor (m) torácico
thoughts : pensamientos (m)
thoughts of harming others : pensamientos (m) de querer hacer daño a otros
tightly : con fuerza (f)
tightness : tensión (f)
tightness, chest : presión (f) en el pecho
tingling : hormigueo (m)
tinnitus : tinnitus (m), tintineo (m), zumbido (m) de oído
tired : cansado(a) (adj)
tired eyes : ojos (m) cansados, ojos (m) fatigados
tongue, coated : lengua (f) sucia
tongue, dirty : lengua (f) sucia
tonsils, swollen : amígdalas (f) hinchadas, anginas (f) hinchadas
toothache : dolor (m) de muelas, odontalgia (f)
transference : transferencia (f), paso (m) de un síntoma o una enfermedad de una parte hacia otra, cambio (m) del afecto de una persona hacia otra, de una idea hacia otra

treatment for depression : tratamiento (m) para depresión
treatment for mental illness : tratamiento (m) para enfermedad mental
tremor : tremor (m), temblor (m)
trismus : trismo (m), contracción severa de la quijada con imposibilidad (f) para abrir la boca

U
uncomfortable : incómodo(a) (adj), desconsolado(a) (adj)
unconscious : inconsciente (adj)
unconsciousness : inconsciencia (f), insensibilidad (f), pérdida (f) del conocimiento
uneasy : inquieto(a) (adj)
upset : mortificado(a) (adj)
upset stomach : estómago (m) revuelto
urgency : urgencia (f)
urgency to go to the bathroom : urgencia (f) para ir al baño
urinary burning : ardor (m) al orinar, sensación quemante (f) al orinar
urinary pain : dolor (m) cuando orina
urination, changes in frequency of : cambios (m) en la frecuencia para orinar
urine, bloody : sangre (f) en la orina
urine, changes in color of the : cambios (m) de color en la orina
urticaria : urticaria (f)
uterine pain : dolor (m) en la matriz, dolor (m) en el útero

V
vaginal discharge : secreción (f) de la vagina
vaginal itching : comezón (f) en la vagina, picazón (f) en la vagina
vaginal sores : llaga (f) en la vagina, úlcera (f) en la vagina
vertigo : vértigo (m), trastorno del equilibrio, sensación (f) que el cuarto está dando vueltas
violated : violado(a) (adj)
vision, blurred : vista (f) borrosa
vision, double : visión (f) doble
vision, poor : mala visión (f)
visual changes : cambios (m) visuales

voice changes : cambios (m) en su voz

W
warmer than others, feeling : la sensación (f) de tener más calor que otras personas
watery eyes : ojos (m) llorosos
weak : débil (adj), sin (prep) fuerzas
weakness : debilidad (f)
weakness in one area of the body : debilidad (f) en un área del cuerpo
weakness, muscle : debilidad (f) en los músculos
weight, gain of : subir (v) de peso
weight, loss of : bajar (v) de peso
weightloss : pérdida (f) de peso
well : bien (adv)
well, uncommonly : inusualmente bien
wet hands : manos (f) húmedas
wheeze : silbido (m)
womb, cold in the : frío (m) en la matriz
worried : preocupado(a) (adj)
worries : preocupaciones (f)
worry : preocupación (f)
worsening : empeoramiento (m), desmejoría (f)
wounded : herido(a) (adj)

X, Y, Z
None : ningún

Medical History
Historial Médico

Medical
Médico

Have you had other medical problems?
¿Ha tenido otros problemas médicos?

How long have you had . . .?
¿Hace cuánto tiempo que sufre de . . .?

> **Example:**
>
> **How long have you had diabetes?**
> ¿Hace cuánto tiempo sufre de diabetes?

Have you ever had . . .?
¿Alguna vez ha tenido . . .

> **Example:**
>
> **Have you ever had diabetes?**
> ¿Alguna vez ha tenido diabetes?

- **alcohol problems?**
- problemas con alcohol?

- **allergies?**
- alergias?

- **asthma?**
- asma?

- **blood disease?**
- una enfermedad de la sangre?

- **blood transfusions?**
- transfusiones de sangre?

- **bronchitis?**
- bronquitis?

- **cancer of any type?**
- cáncer de cualquier tipo?

- **cholesterol problems?**
- problemas con colesterol?

- **colon cancer?**
- cáncer del colon?

- **diabetes?**
- diabetes?

- **drug problems?**
- problemas con drogas?

- **epilepsy or seizures?**
- epilepsia o ataques?

- **glaucoma?**
- glaucoma?

- **heart disease?**
- una enfermedad del corazón?

- **high blood pressure?**
- la presión alta?

- **infections?**
- infecciones?

- **kidney disease?**
- una enfermedad del riñón?

- **lung disease?**
- una enfermedad de los pulmones?

- **mental illness?**
- una enfermedad mental?

- **mental retardation?**
- retraso mental?

- **migraine headaches?**
- migrañas (jaquecas)?

- **psychiatric problems?**
- problemas psiquiátricos?

- **serious illness?**
- una enfermedad seria?

- **stroke?**
- embolias o derrames cerebrales?

- **tobacco problems?**
- problemas con tabaco?

- **other illness?**
- otra enfermedad?

Have you seen a doctor for that condition?
¿Ha consultado con un doctor por esa condición?

Where is the office of this doctor?
¿Dónde está la oficina de este doctor?

Do you know the telephone number of the doctor?
¿Sabe el número de teléfono del doctor?

Have you ever been hospitalized?
¿Alguna vez ha sido hospitalizado(a)?

What diseases have you had in your youth?
¿Qué enfermedades tuvo cuando era joven?

Have you lost or gained weight recently?
¿Ha bajado o subido de peso recientemente?

How many kilos did you gain or lose?
¿Cuántos kilos subió o bajó?

Do you have the same energy as always?
¿Tiene la misma energía de siempre?

Since when have you been feeling tired?
¿Desde cuándo se siente cansado(a)?

Do you have a fever or night sweats?
¿Tiene fiebre o sudores por la noche?

Have you had a loss of appetite?
¿Ha perdido el apetito?

Surgical
Historial Quirúrico

Did you have an operation or surgery?
¿Tuvo una operación o una cirugía?

Have you ever had an operation?
¿Alguna vez ha tenido alguna operación?

Where and when?
¿Dónde y cuándo?

When?
¿Cuándo?

Systems
Sistemas

Skin
Piel

Have you ever had jaundice or yellow skin?
¿Alguna vez ha tenido ictericia o la piel de color amarillo?

Do you have skin problems?
¿Tiene problemas de la piel?

Do you have rashes, sores, bedsores, or oozing sores on your skin?
¿Tiene ronchas, úlceras, o llagas en la piel?

Do you have itching?
¿Tiene comezón?

Has the color of your skin or of a mole changed lately?
¿Recientemente, le ha cambiado el color de la piel o de un lunar?

Head
Cabeza

Do you have headaches?
¿Sufre de dolores de cabeza?
  or
¿Tiene dolores de cabeza?

Have you received a blow to the head recently?
¿Ha recibido un golpe en la cabeza recientemente?

Do you have oily hair?
¿Sufre de cabello grasoso?

Have you had inflammation of the salivary gland?
¿Ha tenido inflamación de la glándula salival?

Eyes
Ojos

Can you see well?
¿Puede ver bien?

Do you use glasses?
¿Usa lentes?

Do you have blurred vision at times?
¿Tiene la vista borrosa de vez en cuando?

Do you have double vision at times?
¿Tiene la visión doble a veces?

Have you had visual changes recently?
¿Ha tenido cambios en la visión recientemente?

Have you had eye redness or swelling recently?
¿Ha tenido los ojos enrojecidos o hinchados recientemente?

Have you had eye pain recently?
¿Ha tenido dolor en los ojos recientemente?

Have you had an eye discharge?
¿Ha tenido secreción de los ojos?

Have you had eye burning?
¿Ha tenido ardor en los ojos?

Have you had eye strain?
¿Ha tenido que esforzarse para poder ver.

Do you suffer from cataracts or glaucoma?
¿Sufre de cataratas o glaucoma?

When was the last time you had your eyes checked?
¿Cuándo le revisaron la vista la última vez?

Who examined your eyes?
¿Quién le examinó los ojos?

Have you seen spots or flashes?
¿Ha visto puntos o luces?

When you look at lights, do you see circles?
¿Cuándo mira las luces, ve círculos?

Ears
Oídos

Do you hear well?
¿Oye bien?

Do you hear the same in each ear?
¿Oye igual en cada oído?

Do you have difficulty hearing?
¿Tiene dificultad para oír?

Have you had ear infections?
¿Ha tenido infecciones del oído?

Do you have any discharge from your ears?
¿Tiene salida de pus o secreciones de los oídos?

Do you feel like the room is spinning?
¿Tiene la sensación que el cuarto está dando vueltas?

Nose
Nariz

Do you have allergies to anything?
¿Tiene reacciones alérgicas a alguna substancia?

Do you have sinusitis?
¿Tiene sinusitis?

Have you had many head colds?
¿Ha tenido muchos resfriados?

Can you smell well?
¿Puede oler bien?

Throat
Garganta

Do your teeth hurt?
¿Tiene dolor en los dientes?

Do you have false teeth?
¿Tiene dientes postizos?

Do you have bleeding gums?
¿Tiene Ud. sangrado de las encías?

When was the last time you saw a dentist?
¿Cuándo fue la última vez que visitó a un dentista?

Do you have a sore throat?
¿Tiene dolor de garganta?

Do you have hoarseness?
¿Tiene ronquera?

Do you have a sore tongue?
¿Le duele la lengua?

Do you have a bleeding from the mouth?
¿Tiene Ud. sangrado de la boca?

Do you have mouth soreness?
¿Tiene dolor en la boca?

Do you have problems swallowing?
¿Tiene dificultad al tragar?

Do you have problems swallowing solids or liquids?
¿Tiene dificultad al pasar sólidos o líquidos?

Do you have mouth swelling?
¿Tiene la boca hinchada?

Do you have any lumps in your mouth?
¿Tiene algunas bolas pequeñas en la boca?

Do you have drainage at the back of the throat?
¿Tiene paso de flemas en la parte de atrás de la garganta?

Do you sometimes have fever blisters or cold sores in your mouth?
¿Tiene fuegos o ampollas en la boca de vez en cuando?

Do you have a cough?
¿Tiene tos?

Neck
Cuello

Do you have neck pain?
¿Tiene dolor en el cuello?

Do you have nodules or lumps in your neck?
¿Tiene bolitas o bultos en el cuello?

Do you have neck swelling?
¿Tiene una hinchazón en el cuello?

Cardiovascular
Cardiovascular

Heart
Corazón

Do you take medication for your heart?
¿Toma alguna medicina para el corazón?

Do you have high blood pressure?
¿Sufre de la presión alta?
 or
¿Tiene la presión alta?

Do you have heart problems?
¿Tiene problemas del corazón?

How many pillows do you use to sleep?
¿Cuántas almohadas usa para dormir?

Have you ever awakened with the feeling that you are choking?
¿Alguna vez se ha despertado con la sensación de que se está ahogando?

Do you have a heart murmur?
¿Tiene un soplo del corazón?

Has anyone ever told you that you have a heart murmur?
¿Alguna vez le han dicho que tiene un soplo del corazón?

Have you ever had rheumatic fever?
¿Alguna vez ha tenido fiebre reumática?

Have you lost or gained weight recently?
¿Ha bajado o subido de peso recientemente?

How many kilos or pounds did you gain or lose?
¿Cuántos kilos o libras subió o bajó?

Do you have ankle swelling?
¿Se le hinchan los tobillos?

Do you have the same energy as always?
¿Tiene la misma energía de siempre?

Since when have you been feeling tired?
¿Desde cuándo se siente cansado(a)?

Do you feel dizzy?
¿Se siente mareado(a)?

Do you sleep well?
¿Duerme bien?

How many hours do you sleep?
¿Cuántas horas duerme?

Have you felt dizzy or fainted after eating?
¿Se ha mareado o se ha desmayado después de comer?

Have you felt dizzy or fainted after exercising?
¿Se ha mareado o se ha desmayado después de hacer ejercicios?

Chest Pain
Dolor de Pecho

Do you have chest pain?
¿Tiene dolor de pecho?

Do you have chest pain from time to time?
¿Tiene dolor de pecho de vez en cuando?

Do you feel pressure, a crushing pain, or a burning pain?
¿Siente presión en el pecho o dolor aplastante o ardor?

Does the pain radiate to your back or down your arm?
¿Se mueve el dolor hacia la espalda o hacia el brazo?

Have you ever had chest pain before?
¿Alguna vez ha tenido dolor de pecho?

What brings it on?
¿Qué causa el dolor?

What makes it feel better?
¿Qué alivia el dolor?

How long does the pain last?
¿Por cuánto tiempo dura el dolor?

Do you feel chest pain when you are resting?
¿Siente dolor en el pecho cuando descansa?

Do you have palpitations?
¿Tiene palpitaciones?

Do you have an irregular heart beat?
¿Tiene un latido de corazón irregular?

Are you short of breath?
¿Le falta el aire?

Do you have difficulty breathing?
¿Tiene dificultad al respirar?

Do you take medication for your heart?
¿Toma medicina para el corazón?

Do you have high blood pressure?
¿Sufre de la presión alta?
  or
¿Tiene la presión alta?

Pulmonary
Pulmonar

Do you have difficulty breathing?
¿Tiene dificultad al respirar?

Do you feel short of breath?
¿Siente que le falta el aire?

Do you pant when you walk a bit?
¿Jadea cuándo camina un poco?

How many blocks can you walk without stopping?
¿Cuántas cuadras puede caminar sin parar?

Do you use oxygen?
¿Usa oxígeno?

Do you have a cough?
¿Tiene tos?

Do you have phlegm?
¿Tiene flemas?

What color is the phlegm?
¿De qué color es la flema?

Is it thick?
¿Es espesa?

Do you cough up blood?
¿Tose con sangre?

Do you wheeze?
¿Respira con silbidos?

Do you have asthma?
¿Sufre de asma?

Is there anything that causes an asthma attack?
¿Hay algo que provoca el ataque de asma?

Do you have allergies to pollen, dust, or animals?
¿Tiene una reacción alérgica hacia el polen, el polvo, o los animales?

Have you ever had pneumonia?
¿Alguna vez ha tenido pulmonía (neumonía)?

Have you ever had a TB test?
¿Alguna vez le han hecho una prueba para la tuberculosis?

What was the result?
¿Cuál fue el resultado?

Have you ever had a chest X-ray?
¿Alguna vez le han tomado una radiografía del pecho?

Gastrointestinal
Gastrointestinal

Do you have difficulty swallowing or does the food get stuck in your throat?
¿Tiene dificultad al tragar o se le atora la comida en la garganta?

Do you often have heartburn?
¿Tiene agruras a menudo?

Do you vomit up blood?
¿Vomita sangre?

Are there any foods that bring on stomach pain?
¿Hay comidas que le causan dolor de estómago?

Are you constipated?
¿Está estreñido(a)?

Do you have difficulty moving your bowels?
¿Tiene dificultad al defecar (obrar)?

Do you have diarrhea?
¿Tiene diarrea?

Do you have blood in your stool?
¿Tiene sangre en el excremento?

Have you had black stools like the color of asphalt?
¿Ha tenido excremento negro como el color de asfalto (chapopote)?

Do you have hemorrhoids?
¿Sufre de hemorroides (almorranas)?

Have you had your gallbladder removed?
¿Ha tenido una operación para quitar (extirpar) la vesícula biliar?

Have you ever had hepatitis?
¿Alguna vez ha tenido hepatitis?

What kind of hepatitis was it: A, B, or C?
¿Qué tipo de hepatitis tuvo: A, B, o C?

Do you have nausea?
¿Tiene náusea?

Have you felt dizzy or fainted after eating?
¿Se ha mareado o desmayado después de comer?

Which kind of foods do you eat?
¿Qué clase de comidas come?

Do you defecate without control?
¿Se le sale el excremento (popó) sin querer?

Genitourinary
Genitourinario

General
General

Do you have difficulty urinating?
¿Tiene dificultad para orinar?

Do you have to urinate more frequently?
¿Tiene que orinar con más frecuencia?

Do you have to get up at night to urinate?
¿Tiene que levantarse durante la noche para orinar?

How many times a night do you get up to urinate?
¿Cuántas veces durante la noche se levanta para orinar?

Do you have to strain or force yourself to urinate?
¿Tiene que esforzarse para poder orinar?

How is the flow?
¿Cómo es el chorro cuando orina?

Does it drip after finishing urination?
¿Salen gotas después de terminar de orinar?

Do you have sores on your penis?
¿Tiene llagas en el pene?

Do you have sores in your vagina?
¿Tiene llagas en la vagina?

Do you drip urine without control or when you laugh or cough?
¿Se le sale la orina sin querer o cuando se ríe o tose?

Does it burn or sting when you urinate?
¿Le arde cuando orina?

Do you have blood in your urine?
¿Tiene sangre en la orina?
  or
¿Orina con sangre?

Have you ever had a urinary tract infection?
¿Alguna vez ha tenido una infección de las vías urinarias?

Have you ever passed a stone in your urine?
¿Alguna vez ha eliminado una piedra en la orina?

Menstruation
Menstruación

How old were you with your first period?
¿Qué edad tenía cuando tuvo la primera regla?

Do you have periods?
¿Tiene reglas?

Are your periods regular?
¿Tiene irregularidades con las reglas?

Do you have problems with your periods?
¿Tiene problemas con las reglas?

Do you have pain with your periods?
¿Tiene dolor con las reglas?

Do you bleed a little?
¿Sangra poco?

Do you bleed moderately?
¿Sangra regular?

Do you bleed heavily?
¿Sangra mucho?

Do you have spotting between periods?
¿Tiene manchado entre las reglas?

When was your last period?
¿Cuándo bajó su última regla?

When was the first day of your last period?
¿Cuándo fue el primer día de su última regla?

How many days do you bleed with your periods?
¿Por cuántos días sangra durante su regla?

Menopause
Menopausia

When did menopause begin?
¿Cuándo comenzó la menopausia?

Have you ever had bleeding, spotting, or a period since then?
¿Alguna vez ha tenido sangre, manchados, o una regla desde entonces?

Do you have hot flushes?
¿Tiene bochornos (calores)?

Pregnancy
Embarazo

When was the last time that you had sexual relations?
¿Cuándo fue la última vez que tuvo relaciones?

Is it possible that you are pregnant?
¿Es posible que esté embarazada?

How many times have you been pregnant?
¿Cuántos veces se ha embarazado?

When were your pregnancies?
¿Cuándo fueron sus embarazos?

How many miscarriages?
¿Cuántos abortos (malpartos) ha tenido?

Have you had any abortions? How many?
¿Ha tenido abortos inducidos? ¿Cuántos?

Have you had any premature births?
¿Ha tenido algún parto prematuro?

Have you had any stillborn births?
¿Alguno de sus hijos ha nacido muerto?
 or
¿Ha tenido un mortinato?

How many children do you have?
¿Cuántos hijos tiene?

How many girls do you have?
¿Cuántos niñas tiene?

How many boys do you have?
¿Cuántos niños tiene?

Did you have any problems with your pregnancies?
¿Tuvo algún problema con los embarazos?

How many vaginal deliveries did you have?
¿Cuántos partos vaginales tuvo?

How many cesarean deliveries did you have?
¿Cuántas cesáreas tuvo?

Have you had problems with the deliveries?
¿Ha tenido problemas con los partos?

Your due date, more or less, is . . .
La fecha de su parto, más o menos, es . . .

When is your due date?
¿Cuándo es su fecha de parto?

Birth Control
Espaciamiento de Los Embarazos

When was the last time that you had sexual relations?
¿Cuándo fue la última vez que tuvo relaciones?

Is it possible that you are pregnant?
¿Es posible que esté embarazada?

Do you use birth control?
¿Usa métodos anticonceptivos?

Which of the methods do you use now?
¿Cuál de los métodos usa ahora?

Which of the methods did you use?
¿Cuál de los métodos usó?

Do you use . . .?
¿Usa . . .?

>**Example:**
>
>**Do you use condoms?**
>¿Usa condones?
>
>• **the birth control pills?**
>• las pastillas?
> or
>• la píldora?

- **the sponge?**
- la esponja?

- **foam?**
- espuma?

- **condoms?**
- condones?
  or
- preservativos?

- **rubbers?**
- hules?

- **the IUD?**
- el aparato?
  or
- la espiral?
  or
- el dispositivo?

- **the diaphragm?**
- el diafragma?

- **the shot?**
- la inyección?

- **the implant?**
- el implante?

- **the rhythm method?**
- el método del ritmo?

- **other methods?**
- otros métodos?

Does your husband take care of you ("pull out")?
¿Su esposo la cuida?
  or
¿Su esposo se sale antes de terminar?

Which problems do you have with birth control?
¿Qué problemas tiene con los métodos anticonceptivos?

Have you had your tubes tied?
¿Le amarraron los tubos?
  or
¿La ligaron?
  or
¿Ha sido operada para no tener familia (hijos)?

Have you had a hysterectomy?
¿Ha tenido la histerectomía?
  or
¿Ha tenido una operación para quitar (extirpar) la matriz?

Have you had an oopherectomy?
¿Ha tenido una oofcrectomía?
  or
¿Ha tenido una operación para quitar (extirpar) los ovarios?

Has your husband had a vasectomy?
¿Ha tenido su esposo una vasectomía?

Has your partner had a vasectomy?
¿Ha tenido una vasectomía su pareja?

Have you had a vasectomy?
¿Ha tenido Ud. una vasectomía?

Venereal Disease
Enfermedad Venérea

Have you ever had a venereal disease?
¿Alguna vez ha tenido una enfermedad venérea?

Have you ever had an STD?
¿Alguna vez ha tenido una enfermedad transmitida sexualmente?

Did you receive medical treatment?
¿Recibió tratamiento médico?

Do you have any discharge from the vagina?
¿Tiene un flujo o secreción de la vagina?

Do you have any discharge from the penis?
¿Tiene un flujo o secreción del pene?

What is it like? Can you describe it?
¿Cómo es? ¿Puede describirlo?

Do you have any sores on your genitalia?
¿Tiene llagas en las partes genitales?

Do you feel any itching of the vagina?
¿Siente picazón (comezón) en la vagina?

Do you feel any itching of the penis?
¿Siente picazón (comezón) en el pene?

Does it hurt when you have sex?
¿Le duele cuando tiene relaciones sexuales?

Musculoskeletal
Musculoesquelético

Do you have pain or swelling in your joints?
¿Tiene dolores o hinchazón en las articulaciones (coyunturas)?

Do you have arthritis?
¿Tiene artritis o inflamación de las articulaciones?

Have you ever had joint enlargement?
¿Alguna vez se le han agrandado las articulaciones?

Have you ever had joint swelling?
¿Alguna vez ha tenido hinchazón en las articulaciones?

Have you ever had gout?
¿Alguna vez ha tenido gota?

Do you have back pain?
¿Le duele la espalda?

Do you have back problems?
¿Tiene problemas de la espalda?

Have you ever had an ankle sprain?
¿Alguna vez se torció el tobillo?

Have you ever had a broken bone?
¿Alguna vez se quebró un hueso?

Have you ever had a bunion?
¿Alguna vez ha tenido un juanete?

Have you ever had bursitis?
¿Alguna vez ha tenido bursitis?

Do you have muscle cramps?
¿Tiene calambres?

Have you ever had muscle weakness?
¿Alguna vez ha tenido debilidad en los músculos?

Have you ever had a myalgia?
¿Alguna vez ha tenido dolores musculares?

Have you ever had orthopedic surgery?
¿Alguna vez ha tenido cirugía ortopédica o cirugía de los huesos?

Do you have problems climbing stairs?
¿Tiene problemas al subir escaleras?

Do you have restless legs?
¿Tiene una sensación de incomodidad en las piernas o dificultad para mantener las quietas?

Have you ever had tendinitis?
¿Alguna vez ha tenido tendinitis o inflamación de un tendón?

Neurologic
Neurológico

With which hand do you write?
¿Con cuál mano escribe?

Have you ever had a stroke?
¿Alguna vez ha tenido una embolia o un derrame cerebral?

Does any part of your body feel numb?
¿Siente entumecida (adormecida) alguna parte del cuerpo?

Do you have a tingling sensation?
¿Tiene alguna sensación de hormigueo?

Do you have tremors or shaking?
¿Tiene temblores?

Do you feel dizzy at times?
¿Se siente mareado(a) a veces?

Have you fainted?
¿Se ha desmayado?

Do you have difficulty remembering things?
¿Tiene dificultad para recordar cosas?

Have you ever had seizures?
¿Alguna vez ha tenido ataques o convulsiones?

Do you suffer from headaches?
¿Sufre de dolores de cabeza?

How long have you suffered from headaches?
¿Cuánto tiempo tiene de sufrir dolores de cabeza?

How often?
¿Cada cuánto?

Where are they?
¿Dónde le duele?

Describe them, please.
Describa el dolor, por favor.

How long do they last?
¿Cuánto tiempo dura el dolor?

Endocrine
Endocrino

Have you ever had thyroid problems?
¿Alguna vez ha tenido problemas de la glándula tiroides?

Have you ever consulted a doctor for this problem?
¿Alguna vez ha consultado a un médico por este problema?

How long ago?
¿Hace cuánto tiempo?

What did he / she tell to you?
¿Qué le dijo?

Do you take medicine for this problem?
¿Toma medicina para este problema?

Which medicine?
¿Cuál medicina?

Did the treatment help?
¿Ayudó el tratamiento?

Did the medicines help?
¿Ayudaron las medicinas?

Do you feel warm when others don't?
¿Siente calor cuándo otros no?

Do you feel cold when others don't?
¿Siente frío cuándo otros no?

Have you lost or gained weight recently?
¿Ha bajado o subido de peso recientemente?

How many pounds did you gain or lose?
¿Cuántos libras subió o bajó?

Do you have the same energy as always?
¿Tiene la misma energía de siempre?

Since when have you been feeling tired?
¿Desde cuándo se siente cansado(a)?

Do you have fever or sweats?
¿Tiene fiebre o sudores?

Have you ever had a rapid heart beat?
¿Alguna vez ha tenido palpitaciones o sensaciones de latidos cardiacos rápidos?

Do you feel thirsty with more frequency?
¿Tiene sed con más frecuencia?

Do you urinate with more frequency?
¿Orina con más frecuencia?

Are you eating more than you normally do?
¿Está comiendo más de lo normal o no?

Mental Status / Psychiatric
Estado Mental / Psiquiátrico

Have you ever consulted a psychiatrist?
¿Alguna vez ha consultado un(a) (p)siquiatra?

How long ago?
¿Hace cuánto tiempo?

What did he / she tell to you?
¿Qué le dijo?

Did the treatment help?
¿Ayudó el tratamiento?

Did the medicines help?
¿Ayudaron las medicinas?

Have you ever suffered from depression?
¿Alguna vez ha sufrido de depresión?

Did anyone treat you for depression?
¿Alguien lo(la) ha tratado por depresión?

Do you have the same energy as always?
¿Tiene la misma energía de siempre?

Since when have you been feeling tired?
¿Desde cuándo se siente cansado(a)?

Are you nervous?
¿Tiene nervios?
 or
¿Se siente nervioso(a)?

Do you feel dizzy?
¿Se siente mareado(a)?

Do you sleep well?
¿Duerme bien?

How many hours do you sleep?
¿Cuántas horas duerme?

Do you take sedatives?
¿Toma calmantes?

Do you take anti-depressants?
¿Toma antidepresivos?

Have you ever had thoughts about committing suicide?
¿Alguna vez ha pensado en suicidarse?

Have you thought about how you would do it?
¿Ha pensado en como hacerlo?

Have you thought about when you would to do it?
¿Ha pensado cuando hacerlo?

Do you have the things you need to commit suicide?
¿Tiene las cosas que necesita para suicidarse?

Have you ever thought of causing harm to others?
¿Alguna vez ha pensado en hacerle daño a otros?

Are you able to take care of yourself?
¿Puede cuidarse a sí mismo?

Is there anyone who can help take care of you?
¿Hay alguien que pueda ayudarlo(la) a cuidarse?

Trauma
Trauma

Did you have an accident?
¿Tuvo un accidente?

Have you ever had an accident?
¿Alguna vez ha tenido un accidente?

Where?
¿Dónde?

When?
¿Cuándo?

What happened?
¿Qué pasó?
  or
¿Qué ocurrió?

Pain
Dolor

What
¿Qué?

Do you have pain?
¿Tiene dolor?

What hurts?
¿Qué le duele?

What kind of pain is it?
¿Qué tipo de dolor es?

How is the pain?
¿Cómo es el dolor?

Is the pain sharp like knives or dull?
¿Es el dolor agudo como una punzada, o es un dolor sordo?

Is it like a pressure or crushing?
¿Es el dolor aplastante o como una presión?

Is the pain burning?
¿Es el dolor quemante?
 or
¿Cómo ardor?

Is the pain light?
¿Es el dolor leve?

Is the pain moderate?
¿Es el dolor moderado?

Is the pain strong?
¿Es el dolor muy fuerte?

Is the pain jabbing?
¿Es el dolor como piquetes?

What makes it better for you?
¿Qué mejora o alivia el dolor?

What makes it worse for you?
¿Qué lo empeora?

Have you used any medications for the pain?
¿Ha usado medicinas para el dolor?

Have you used any medication or home remedies?
¿Ha usado remedios caseros para el dolor?

Did the medicines help?
¿Ayudaron las medicinas?

Did the home remedies help?
¿Ayudaron los remedios caseros?

Do you have any family members with the same problem?
¿Tiene familiares con el mismo problema?

Do you have any friends with the same problem?
¿Tiene amigos con el mismo problema?

Have you ever consulted a doctor for this problem?
¿Alguna vez ha consultado un médico por este problema?

How long ago?
¿Hace cuánto tiempo?

What did he / she tell to you?
¿Qué le dijo?

What happened to make you seek help from us today?
¿Qué le pasó hoy que lo hizo pedir ayuda?

Where
¿Dónde?

Where does it hurt?
¿Dónde le duele?

Can you show me the site of the pain?
¿Puede enseñarme dónde está el dolor?

Can you point with one finger at the site of the pain?
¿Puede señalar con el dedo donde está el dolor?

Does the pain stay in one place?
¿Se queda en un solo lugar el dolor?

Does the pain move to other areas of your body?
¿Se mueve el dolor a otras partes del cuerpo?

When
¿Cuándo?

When did your pain begin?
¿Cuándo comenzó el dolor?

How many times have you had the pain during this week?
¿Cuántas veces ha tenido el dolor durante esta semana?

When was the first time that you felt this pain?
¿Cuándo fue la primera vez que sintió este dolor?

Does the pain feel better with exercise?
¿Cuando hace ejercicio, se alivia o disminuye el dolor?

Does the pain feel worse with exercise?
¿Cuando hace ejercicio, aumenta el dolor?

Do you have the pain with eating?
¿Tiene dolor cuando come?

Do you have the pain with straining?
¿Tiene dolor cuando hace esfuerzos?

Do you have the pain with heavy work?
¿Tiene dolor cuando realiza trabajo pesado?

Did the pain go away for a period of time?
¿Se le quitó el dolor por un tiempo?

Did the pain go away on its own?
¿Se quitó solo el dolor?

When did the pain start again?
¿Cuándo empezó el dolor de nuevo?

Is the pain constant?
¿Es el dolor constante?

Is the pain intermittent?
¿Va y viene el dolor?

What were you doing when the pain began?
¿Qué estaba haciendo cuándo comenzó el dolor?

At what time of day do you have the pain?
¿A qué hora del día tiene el dolor?

Is the pain worse in the morning?
¿Tiene más dolor en la mañana?

Is the pain worse in the afternoon?
¿Tiene más dolor en la tarde?

Is the pain worse at night?
¿Tiene más dolor en la noche?

Vaccinations
Vacunas

Which vaccinations have you / he / she had?
¿Contra qué enfermedades está Ud. / él / ella vacunado(a)?

- **diphtheria?**
- difteria?

- ***Haemophilus influenzae b* (Hib)?**
- hemófilus influenza b?

- **hepatitis?**
- hepatitis?

- **measles?**
- sarampión?

- **mumps?**
- paperas?

- **pertussis?**
- pertusis (tosferina)?

- **polio?**
- polio?

- **rubella?**
- rubéola?

- **tetanus?**
- tétanos?

- **typhoid fever?**
- fiebre tifoidea?

Medications / Allergies
Medicamentos / Alergias

Medications
Medicamentos

Are you taking any medication?
¿Está tomando algún medicamento?

Are you taking any over-the-counter medications?
¿Está tomando medicamentos que se venden sin receta?

Are you taking any home remedies?
¿Está tomando remedios caseros?

Which medicines do you take?
¿Qué medicamentos toma?

How long have you been taking this medicine?
¿Hace cuánto tiempo toma esta medicina?

Are you taking contraceptive pills?
¿Está tomando píldoras anticonceptivas?

Did you bring your medications?
¿Trajo sus medicamentos?

Do you have your medicines here?
¿Tiene sus medicinas aquí?

What color are your pills?
¿De qué color son las pastillas?

How many times each day do you take your pills?
¿Cuántas veces al día toma las pastillas?

Have you been taking your medication every day?
¿Ha tomado su medicamento todos los días?

Do you sometimes forget to take your medicine?
¿Se le olvida tomar su medicamento a veces?

How many times in one month do you forget to take your medicine?
¿Cuántas veces en un mes se le olvida tomar su medicina?

When was the last time you took your medicine?
¿Cuándo fue la última vez que tomó su medicina?

How many of these pills did you take this morning?
¿Cuántas de estas pastillas tomó esta mañana?

Can you show me which medicine you took today?
¿Puede mostrarme cuál medicina tomó hoy?

Can you show me which medicine you took yesterday?
¿Puede mostrarme cuál medicina tomó ayer?

When did you finish all of your capsules?
¿Cuándo terminó todas las cápsulas?

Did you have an allergic reaction to any medicine?
¿Tuvo una reacción alérgica a alguna medicina?

What happened when you had this reaction?
¿Qué ocurrió cuando tuvo esta reacción?

Do you have allergies to any medicines?
¿Tiene reacciones alérgicas a algunas medicinas?

Did you have an allergic reaction to . . .?
¿Tuvo una reacción alérgica a . . .?

> **Example:**
>
> **Did you have an allergic reaction to penicillin?**
> ¿Tuvo una reacción alérgica a penicilina?

- **antibiotics?**
- antibióticos?

- **blood pressure medicines?**
- medicinas para la presión alta?

- **immunizations?**
- vacunas?

- **penicillin?**
- penicilina?

- **sulfa?**
- sulfa?

- **sulfonamides?**
- sulfonamidas?

- **other medicines?**
- otras medicinas?

Have you taken antibiotics before today?
¿Ha tomado antibióticos antes de hoy?

Do you have problems with any medicines?
¿Tiene problemas con alguna medicina?

Do you have problems with medicines, such as . . .?
¿Tiene problemas con medicinas, como . . . ?

> **Example:**
>
> **Do you have problems with medicines, such as aspirin?**
> ¿Tiene problemas con medicinas, como aspirina?

- **antibiotics?**
- antibióticos?

- **aspirin?**
- aspirina?

- **blood pressure medicines?**
- medicinas para la presión alta?

- **codeine?**
- codeína?

- **ibuprofen?**
- ibuprofén?

- **immunizations?**
- vacunas?

- **other medicines?**
- otras medicinas?

Can you tolerate asprin?
¿Puede tolerar la aspirina?

Can you tolerate codeine?
¿Puede tolerar la codeína?

Can you tolerate ibuprofen?
¿Puede tolerar ibuprofeno?

Allergies
Alergias

Do you have allergies to anything?
¿Tiene reacciones alérgicas a alguna sustancia?

What are your allergies?
¿Cuáles son sus alergias?

What were your symptoms?
¿Cuáles fueran sus síntomas?

Does your skin itch?
¿Le pica la piel?

Do you have asthma?
¿Tiene asma?

Are you allergic to . . .?
¿Es alérgico(a) a . . .?

> **Example:**
>
> **Are you allergic to plants?**
> ¿Es alérgico(a) a plantas?
>
> - **animals?**
> - animales?
>
> - **foods?**
> - comidas?

- **insect stings?**
- picaduras de insectos?

- **medicines?**
- medicinas?

- **nuts?**
- nueces?

- **plants?**
- plantas?

- **pollen?**
- polen?

Were you stung by a bee?
¿Le picó una abeja?

Where?
¿Dónde?

When?
¿Cuándo?

Has this happened before today?
¿Ha ocurrido esto antes de hoy?

Asthma

Asma

Do you wheeze?
¿Respira con sibilancias?

Do you have asthma?
¿Sufre de asma?

How long have you suffered from asthma?
¿Hace cuánto tiempo que está sufriendo de asma?

Is there anything that causes an asthma attack?
¿Hay algo que le provoca un ataque de asma?

Do you have allergies to pollen, dust, or animals?
¿Tiene alergias a polen, polvo, o animales?

In the past 2 weeks:
En las últimas 2 semanas:

Have you coughed, wheezed, felt short of breath, or had chest tightness?
¿Ha tosido, ha tenido silbidos (pitillo, pito, piido, silbilancia, ronquera, o hervor de pecho), dificultad al respirar, o ha sentido presión en el pecho?

During the day?
¿Durante el día?

At night, causing you to wake up?
¿En la noche y lo hizo despertar?

During or soon after exercise?
¿Durante o después de hacer ejercicio?

Have you needed more "quick-relief "medicine than usual?
¿Ha necesitado usar más medicina de la que acostumbra "para alivio rápido?"

Has your asthma kept you from doing anything you wanted to do?
¿Le ha impedido el asma hacer algo que quería hacer?

What was it?
¿Qué cosa?

Have your asthma medicines caused you any problems, like shakiness, sore throat, or upset stomach?
¿Las medicinas que toma para el asma le han causado algún problema, como tembladera, dolor de garganta, o malestar en el estómago?

In the past few months:
En los últimos meses:

> **Have you missed school or work because of your asthma?**
> ¿Ha faltado a la escuela o al trabajo debido al asma?
>
> **Have you gone to the emergency room or hospital because of your asthma?**
> ¿Ha ido a la sala de emergencia o al hospital debido al asma?

Family History
Historia Familiar

General

Are there any illnesses or conditions, which run in your family, such as . . .?
¿Hay algunas enfermedades que son comunes en su familia, como . . .?

> **Example:**
>
> **Are there any illnesses or conditions, which run in your family, such as asthma?**
> ¿Hay algunas enfermedades o condiciones que son comunes en su familia, como asma?

- **alcohol problems?**
- problemas con alcohol?

- **allergies?**
- alergias?

- **asthma?**
- asma?

- **blood disease?**
- una enfermedad de la sangre?

- **blood transfusions?**
- transfusiones de sangre?

- **bronchitis?**
- bronquitis?

- **cancer?**
- cáncer?

- **cholesterol problems?**
- problemas con colesterol?

- **depression?**
- depresión?

- **diabetes?**
- diabetes?

- **drug problems?**
- problemas con drogas?

- **epilepsy or seizures?**
- epilepsia o ataques?

- **glaucoma?**
- glaucoma?

- **heart disease?**
- una enfermedad del corazón?

- **high blood pressure?**
- la presión alta?

- **infections?**
- infecciones?

- **kidney disease?**
- enfermedades de los riñones?

- **lung disease?**
- enfermedades de los pulmones?

- **mental illness?**
- una enfermedad mental?

- **mental retardation?**
- retraso mental?

- **psychiatric problems?**
- problemas psiquiátricos?

- **serious illness?**
- una enfermedad seria?

- **stroke?**
- embolias o derrame cerebral?

- **suicide?**
- suicidio?

- **tobacco problems?**
- problemas con tabaco?

- **tuberculosis?**
- tuberculosis?

- **other illness?**
- otra enfermedad?

Relatives
Familiares

Do you have family with your same problem?
¿Tiene un familiar con el mismo problema que usted?

Do you have family members, who have had colon cancer?
¿Tiene algún familiar que haya tenido cáncer del colon?

Are your parents living?
¿Están vivos sus padres?

Is your mother living?
¿Está viva su madre?

Is your father living?
¿Está vivo su padre?

Does your mother have medical problems?
¿Sufre su madre de algunos problemas médicos?

Does your father have medical problems?
¿Sufre su padre de algunos problemas médicos?

Of what did your mother die?
¿De qué murió su madre?

Of what did your father die?
¿De qué murió su padre?

How many siblings do you have?
¿Cuántos hermanos tiene?

Are your siblings living?
¿Están vivos sus hermanos?

Do your siblings have any medical problems?
¿Sufren sus hermanos de algunos problemas médicos?

Of what did your brother die?
¿De qué murió su hermano?

Of what did your sister die?
¿De qué murió su hermana?

Of what did your grandmother die?
¿De qué murió su abuela?

Of what did your grandfather die?
¿De qué murió su abuelo?

Of what did other relatives die?
¿De qué murieron otros parientes?

How old was she/he when she/he died?
¿Cuántos años tenía él/ella cuando se murió?

Social History
Historia Social

Occupation
Ocupación

Where do you work?
¿Dónde trabaja?

What do you do there?
¿Qué hace allí?

What kind of work do you do?
¿Qué tipo de trabajo hace?

How long have you been out of work?
¿Hace cuánto tiempo que está sin trabajo ?

Why can't you work?
¿Por qué no puede trabajar?

Are there any chemicals or hazardous substances where you work?
¿Hay algunas sustancias químicas o peligrosas donde trabaja?

Living
Hábitos de Vida

Do you eat well?
¿Come bien?

Do you sleep well?
¿Duerme bien?

Do you have a place to stay?
¿Tiene un lugar dónde quedarse?

Do you live with anyone else?
¿Vive con otras personas?

Where have you lived for the major part of your life?
¿Dónde ha vivido la mayor parte de su vida?

When was the last time you left the country?
¿Cuándo fue la última vez que salió del país?

Where did you go?
¿Adónde fue?

How long have you been in the United States?
¿Hace cuánto tiempo que está en los Estados Unidos?

Do you have children?
¿Tiene niños?

How many?
¿Cuántos?

Do your children live with you?
¿Viven sus niños con usted?

Tobacco
Tabaco

Do you smoke or have you ever smoked?
¿Fuma o alguna vez ha fumado?

How many packs per day?
¿Cuántos paquetes por dia?

When did you quit smoking?
¿Cuándo dejó de fumar?

Were you successful?
¿Lo logró?
 or
¿Tuvo éxito para dejar de fumar?

Alcohol
Alcohol

Do you drink alcohol, wine or beer?
¿Toma bebidas alcohólicas, vino, o cerveza?

When was the last time you had a drink?
¿Cuándo fue la última vez que tomó un trago?

How much wine, beer or hard liquor do you drink?
¿Cuánto vino o cerveza o tragos toma?

How much can you drink when you feel like drinking?
¿Cuánto puede tomar cuando tiene ganas?

Do your hands tremble when you quit drinking?
¿Le tiemblan las manos cuando deja de tomar?

Have you ever had seizures when you quit drinking?
¿Alguna vez ha tenido ataques o convulsiones cuando dejó de tomar?

Have you tried to quit drinking?
¿Ha tratado de dejar de tomar?

Were you successful?
¿Lo logró?
 or
¿Tuvo éxito en dejar la bebida?

Drugs
Drogas

Have you ever used drugs?
¿Alguna vez ha usado drogas?

Which ones?
¿Cuáles?

Have you ever injected drugs?
¿Alguna vez se ha inyectado drogas?

Do you share needles with others?
¿Comparte agujas con otros?

Do you have a drug habit or do you just use drugs from time to time?
¿Tiene un hábito o sólo usa drogas de vez en cuando?

How often do you use drugs?
¿Qué tan seguido usa drogas?

Have you tried to quit using drugs?
¿Ha tratado de dejar de usar drogas?

Were you successful?
¿Lo logró?
 or
¿Tuvo éxito en dejar las drogas?

Sexual Relations
Relaciones Sexuales

Do you have sexual relations with more than one person?
¿Tiene relaciones sexuales con más de una persona?

Have you had sexual relations with more than one person?
¿Ha tenido relaciones sexuales con más de una persona?

How many partners do you / he / she have?
¿Cuántas parejas sexuales tiene?

How many partners have you had?
¿Cuántas parejas sexuales ha tenido?

Have you ever had sexual relations with men?
¿Alguna vez ha tenido relaciones sexuales con hombres?

Have you ever had sexual relations with women?
¿Alguna vez ha tenido relaciones sexuales con mujeres?

Have you ever had sexual relations with prostitutes?
¿Alguna vez ha tenido relaciones sexuales con prostitutas?

Did you use condoms?
¿Usó condones?

Have you ever received a blood transfusion?
¿Alguna vez ha recibido una transfusión de sangre?

Have you taken an AIDS test?
¿Ha tenido una prueba para el virus del SIDA?

What was the result?
¿Cuál fue el resultado?

Physical Examination
Examen Físico

Intake
Entrevista

Hello
Hola.

Good morning.
Buenos días.

Good afternoon.
Buenas tardes.

Good evening.
Buenas noches.

Come in.
Pase adelante.
 or
Pase usted.

My name is . . .
Me llamo . . .

What is your name?
¿Cómo se llama Ud.?

How are you?
¿Cómo está?

Who is the patient?
¿Quién es él (la) paciente?

It is nice to meet you.
Mucho gusto en conocerlo(a).

Can you please sign this form?
¿Podría firmar este formulario por favor?

Do you give your authorization to receive medical treatment and consulting services?
¿Da su autorización para recibir tratamiento y consultas médicas?

I give my authorization to receive medical treatment and consulting services.
Doy mi autorización para recibir tratamiento y consultas médicas.

Yes.
Sí.

No.
No.

Maybe.
Quizás
 or
Tal vez

Always.
Siempre.

Never.
Nunca.

Patient Signature
Firma del (de la) paciente

Witness Signature
Firma del (de la) testigo

Stand on the scale, please.
Súbase a la báscula, por favor.
 or
Súbase a la pesa, por favor.

You weigh 60 kilograms.
Pesa sesenta kilos.

You weigh 135 pounds.
Pesa ciento treinta y cinco libras.

Permit me to take your arm.
Permítame el brazo.

I must check your blood pressure.
Debo chequear su presión arterial.

Your blood pressure is 120/80.
Su presión arterial es ciento veinte sobre ochenta.

I must check your pulse.
Debo chequear su pulso.

Your pulse is 85 beats per minute.
Su pulso es ochenta y cinco latidos por minuto.

Open your mouth, please.
Abra la boca, por favor.

I need to take your temperature.
Necesito tomarle la temperatura.

Keep the thermometer under your tongue.
Mantenga el termómetro debajo de la lengua.

Your temperature is 98.6 degrees.
Su temperatura es noventa y ocho punto seis (98.6) grados.

Breath slowly, please.
Respire despacio, por favor.

I need to count your respirations.
Debo contar sus respiraciones.

Your respiratory rate is 16 breaths per minute.
Su frecuencia respiratoria es dieciséis por minuto.

General Instructions
Instrucciones Generales

Again, please.
Otra vez, por favor.

Close, please.
Cierre, por favor.

Open, please.
Abra, por favor.

Please do like I do.
Por favor, haga lo mismo que yo.

Relax.
Relájese.

Rest.
Descanse.

Don't be afraid.
No tenga miedo.

Do this.
Haga esto.

Imitate me.
Imíteme.
 or
Haga lo mismo que yo.

Please remove your clothes.
Quítese la ropa por favor.

Remove your clothes, except your underwear please.
Quítese la ropa, menos la ropa interior, por favor.

Remove your clothes, including your underwear please.
Quítese la ropa, incluyendo la ropa interior, por favor.

Remove your underwear also please.
Quítese la ropa interior también, por favor.

Remove your bra also please.
Quítese el sostén, por favor.

You may leave on your underwear.
Puede dejarse la ropa interior.

Remove your clothes and put on this gown, please.
Quítese la ropa y póngase esta bata, por favor.

Put on this gown, please.
Póngase esta bata, por favor.

Raise your sleeve, please.
Súbase la manga, por favor.

Remove your shirt, please.
Quítese la camisa, por favor.

Remove your skirt, please.
Quítese la falda, por favor.

Remove your dress, please.
Quítese el vestido, por favor.

Remove your pants, please.
Quítese los pantalones, por favor.

Remove your jacket, please.
Quítese la chaqueta, por favor.

Remove your shoes, please.
Quítese los zapatos, por favor.

Remove your socks, please.
Quítese los calcetines, por favor.

Position
Posición

Do this.
Haga esto.

Imitate me.
Imíteme.
  or
Haga lo mismo que yo.

Sit down, please.
Siéntese, por favor.

Sit down on the exam table, please.
Siéntese en la camilla, por favor.

Sit down facing this way, please.
Siéntese de frente, viendo hacia este lado, por favor.

Sit down, and dangle your legs, please.
Siéntese con las piernas colgando, por favor.

Sit up (from a supine position).
Enderécese.

Stand up.
Párese.

Get up.
Levántese.

Turn your back to me.
Dése vuelta.

Turn your face to me.
Vuélvase de frente hacia mí.
 or
Voltéese y míreme.

Turn to the side.
Vuélvase hacia un lado.

Lie down.
Acuéstese.

Lie down on your back.
Acuéstese boca arriba.

Lie down on your stomach.
Acuéstese boca abajo.

Lie down on your left side.
Acuéstese del lado izquierdo.

Lie down on your right side.
Acuéstese del lado derecho.

Left side . . .
A la izquierda . . .

Right side . . .
A la derecha . . .

Straight ahead (on). . .
Hacia enfrente. . .

Bend forward.
Agáchese hacia adelante.

Bend backward.
Inclínese hacia atrás.

Roll over.
Dése vuelta.

Move here.
Muévase para aquí.

Don't move.
No se mueva.

Come here.
Venga aquí.

Pain
Dolor

Where does it hurt?
¿Dónde tiene dolor?
 or
¿Dónde le duele?

Indicate where it hurts you please.
Dígame dónde le duele, por favor.

Can you show me?
¿Puede enseñarme ?

Can you show me with one finger?
¿Puede indicarme con un dedo?

Indicate when it hurts you, please.
Dígame cuándo le duele, por favor.

Do you have pain when I do this?
¿Duele cuándo yo hago esto?

HEENT / Neck
COONG / Cuello

Head
Cabeza

I will feel your head.
Voy a palpar (tocar) su cabeza.

Watch my finger, please.
Mire mi dedo, por favor

Open your eyes widely.
Abra bien los ojos.

Close your eyes tightly.
Cierre bien los ojos.

Stare at this area of the wall.
Fije la vista en este lugar de la pared.

Raise your eyebrows.
Levante las cejas.

Frown, please.
Frunza el ceño, por favor.

I will look in your nose.
Voy a mirar adentro de la nariz.

I will look in your ears.
Voy a mirar adentro de los oídos.

Open your mouth.
Abra la boca.

Close your mouth tightly.
Cierre la boca con fuerza.

Bite hard.
Muerda con fuerza.

Stick out your tongue.
Saque la lengua.

Move your tongue to each side.
Mueva la lengua de lado a lado.

Move your tongue up and down.
Mueva la lengua para arriba y para abajo.

Say "ah," please.
Diga "aaa," por favor.

Spit, please.
Escupa, por favor.

Swallow, please.
Trague, por favor.

Smile, please.
Sonríase, por favor.

Eyes
Ojos

Do your eyes itch?
¿Tiene comezón en los ojos?
 or
¿Le pican los ojos?

Only one eye or both?
¿Sólo un ojo o ambos?

Look at my finger.
Mire mi dedo.

Open your eyes widely.
Abra bien los ojos.

Close your eyes tightly.
Cierre los ojos con fuerza.

Stare at this area of the wall.
Fije la vista en este lugar de la pared.

Stare at this area of the wall and do not move your eyes please.
Fije la vista en este lugar de la pared y no mueva los ojos, por favor.

Look in each direction.
Mire en cada dirección.

Look up.
Mire para arriba.

Look down.
Mire para abajo.

Look at my left eye.
Mire mi ojo izquierdo.

Look at my right eye.
Mire mi ojo derecho.

Look at the light.
Mire la luz.

Look at my nose.
Mire mi nariz.

Don't move your eyes.
No mueva los ojos.

I am going to move my finger from side to side.
Voy a mover mi dedo de lado a lado.

Look straight ahead.
Mire hacia adelante .

Tell me when you see my finger.
Dígame cuando vea mi dedo.

Do you prefer the first lens or the second?
¿Prefiere el primer lente o el segundo?

Which is better – "a" or " b"?
¿Cuál es mejor – "a" o "b"?

Is it the same?
¿Es igual?

Blink, please.
Parpadee, por favor.

Read the next line, please.
Lea la siguiente línea, por favor.

And the next line.
Y la próxima línea.

Let's perform a routine exam of your eyes.
Vamos a hacer un examen rutinario de sus ojos.

Do you have irritation or problems?
¿Tiene molestias o problemas?

Look straight ahead.
Mire hacia adelante.

Cover your left eye.
Tápese el ojo izquierdo.

Cover your right eye.
Tápese el ojo derecho.

Read the line with the smallest letters possible.
Lea hasta la línea que pueda con letras más pequeñas.

Read the pictures.
Lea los gráficos.

Your vision is 20/20.
Su vista es veinte/veinte.

I will put some drops in your eyes.
Voy a poner unas gotas en sus ojos.

Put your chin here, please.
Ponga el mentón aquí, por favor.

You must press your forehead against the upper part of the machine.
Presione su frente contra la parte de arriba del aparato.

Let's look at your eyes with this machine.
Vamos a mirar sus ojos con este aparato.

You need glasses.
Necesita lentes.

You don't need glasses yet.
No necesita lentes todavía.

Please return in one year for a recheck; sooner if you have problems.
Regrese dentro de un año para otro chequeo; venga antes si tiene problemas.

Ears
Oídos

I will look in your ears.
Voy a mirar adentro de los oídos.

I will perform a routine exam of your ears.
Voy a hacer un examen rutinario de los oídos.

Do you have irritation or problems?
¿Tiene molestias o problemas?

Close your eyes.
Cierre los ojos.

Cover one ear.
Tápese un oído.

Now, the other ear...
Ahora, el otro oído . . .

Cover your left ear.
Tápese el oído izquierdo.

Cover your right ear.
Tápese el oído derecho.

Can you hear me?
¿Puede oírme?

What did I say?
¿Qué dije yo?

What did I whisper?
¿Qué dije en voz baja?
 or
¿Oyó lo que susurré ?

Is the sound stronger when I put the tuning fork here or there?
¿Es más fuerte el sonido cuando pongo el diapasón por aquí o por allí?

Please return in one year for a recheck; sooner if you have problems.
Regrese dentro de un año para otro chequeo; antes si tiene problemas.

Nose
Nariz

I will look in your nose.
Voy a mirar adentro de su nariz.

Do you have irritation or problems?
¿Tiene molestias o problemas?

Cover your left nostril.
Tápese el hueco de la nariz izquierda.

Cover your right nostril.
Tápese el hueco de la nariz derecha.

Throat
Garganta

Open your mouth widely.
Abra bien la boca.

Stick out your tongue.
Saque la lengua

Say "ah," please.
Diga "aaa," por favor.

Spit, please.
Escupa, por favor.

Which tooth hurts you?
¿Qué diente le duele?

Where in your mouth is the problem?
¿Dónde está el problema en la boca ?

Dental
Dental

Sit down, please.
Siéntese, por favor.

Are you nervous?
¿Está nervioso(a)?

Don't worry.
No se preocupe.

Which tooth hurts you?
¿Qué diente le duele?

Where in your mouth is the problem?
¿Dónde está el problema en la boca?

Is your tooth bleeding?
¿Está sangrando el diente?

Open your mouth widely.
Abra bien la boca.

Stick out your tongue.
Saque la lengua.

I must obtain an x-ray of your tooth.
Debo obtener (sacar) una radiografía del diente.

Your gums are high.
Sus encías están altas.

Your gums are low.
Sus encías están bajas.

Your gums are receded.
Sus encías están retraídas.

I am going to anesthetize your tooth.
Voy a adormecer el diente.

Is your lip asleep?
¿Está dormido el labio?

Is your tooth asleep?
¿Está dormido el diente?

Is your tongue asleep?
¿Está dormida la lengua?

I can save your tooth.
Puedo salvar su diente.

I cannot save your tooth.
No puedo salvar su diente.

I must pull your tooth.
Debo sacar el diente.

I must pull your tooth because it is loose.
Debo sacar el diente porque está flojo.

You will feel much pressure.
Va a sentir mucha presión.

You should not feel pain.
No sentirá dolor.

I must extract the nerve of your tooth.
Debo extraer el nervio del diente.

Does the filling feel good, or is it too high?
¿Siente bien el relleno, o está un poco alto?

I must rinse your tooth with water.
Debo rociar el diente con agua.

I have a special toothbrush that makes a lot of noise.
Tengo un cepillo de dientes especial que hace mucho ruido.

If you hurt, raise your hand, and I will stop.
Si le duele, levante la mano, y voy a parar.

Please refrain from using the gas for one-half hour.
Por favor, absténgase de usar el gas por media hora.

Please, close your mouth gently.
Por favor, cierre la boca suavemente.

Don't cry. You won't feel anything.
No llore. No va a sentir nada.

This ring will be tight.
Este anillo estará apretado.

Look at me.
Míreme.

Almost finished.
Ya casi termino.

I'm finished.
Ya terminé.

I am going to prescribe medicine for the pain.
Voy a recetarle una medicina para el dolor.

I am going to prescribe medicine for the infection.
Voy a recetarle una medicina para la infección.

You must return for another appointment in two weeks.
Debe volver para otra cita en dos semanas.

Can you return for another appointment in two weeks?
¿Puede volver para otra cita en dos semanas?

Neck
Cuello

I will feel you neck.
Voy a palpar su cuello.

I must examine your thyroid gland.
Debo examinar la glándula tiroides.

Swallow, please.
Trague, por favor.

Turn your head to the left.
Voltee la cabeza a la izquierda.

Turn your head to the right.
Voltee la cabeza a la derecha.

Look at the ceiling.
Mire al techo.

Look at the floor.
Mire al piso.

Pulmonary
Pulmonar

Remove your shirt, please.
Quítese la camisa, por favor.

Lift up your shirt.
Levántese la camisa.

I will examine your lungs.
Voy a examinar sus pulmones.

Don't breathe.
No respire.

Breathe deeply.
Respire profundamente.

Breathe normally.
Respire normalmente.

Breathe like I do.
Respire como yo.

Breathe with your mouth open.
Respire con la boca abierta.

Hold your breath.
Aguante la respiración.

Cross your arms.
Cruce los brazos.

Exhale.
Saque el aire.

Inhale.
Inspire.

Cough.
Tosa.

Say "ay," please.
Diga "ee," por favor.

Say "eee," please.
Diga "i i i," por favor.

Cardiovascular
Cardiovascular

Remove your shirt.
Quítese la camisa.

Lift up your shirt.
Levántese la camisa.

I will listen to your heart.
Voy a escuchar su corazón.

I must put my hand on your chest.
Debo poner mi mano sobre su pecho.

I must put my hand on your pulses.
Debo poner mi mano sobre los pulsos.

Don't move, please.
No se mueva, por favor.

Squat on the floor.
Póngase de cuclillas.

Lean forward, please.
Agáchese hacia delante, por favor.

Stand up again.
Póngase de pie otra vez.

Gastrointestinal
Gastrointestinal

Abdomen
Abdomen

Lie on your back, please.
Acuéstese boca arriba, por favor.

I will listen to your stomach.
Voy a oír su estómago.

Please be quiet and do not move.
Por favor, no hable, y no se mueva.

I am going to tap on your stomach.
Voy a darle unos golpecitos en el estómago.

Relax your stomach.
Relaje el abdomen.

Tell me where it hurts you.
Dígame cónde le duele.

Breathe deeply.
Respire profundo.

Rectal
Rectal

I must examine your rectum.
Debo examinar el recto.

I must insert my finger in your rectum.
Debo introducir mi dedo adentro del recto.

You will feel some discomfort, but you should not feel pain.
Va a sentir algún malestar, pero no sentirá dolor.

Lie down on your left side.
Acuéstese sobre su lado izquierdo.

Relax and bend your legs toward your chest please.
Relájese y doble las piernas hacia el pecho, por favor.

Stand up.
Párese.

Lean forward, please.
Agáchese hacia adelante, por favor.

Separate your buttocks with your hands.
Separe los glúteos con las manos.

Are you ready?
¿Está listo(a)?

Push as if you were defecating.
Puje como si estuviera defecando (obrando).

Here it comes.
Ahora viene.

Squeeze my finger, please.
Apriete mi dedo, por favor.

I must put pressure on your prostate gland.
Debo hacer presión sobre la próstata.

Indicate if it hurts you.
Dígame si le duele.

I am removing my finger.
Estoy sacando mi dedo.

I'm finished.
Ya terminé.

Not so bad, huh?
¿No fue tan malo, verdad?

I will test your stool for blood.
Voy a hacer una prueba de heces para saber si hay presencia de sangre.

Genitourinary
Genitourinario

Male
Hombre

I must examine your penis.
Debo examinar el pene.

I must examine your testicles.
Debo examinar los testículos.

I must examine you for a hernia.
Debo examinar para ver si tiene una hernia.

I must insert my finger into your groin.
Debo introducir mi dedo hacia el interior de la ingle.

Cough.
Tosa.

Female
Mujer

Remove your clothes, including your underwear, please.
Quítese la ropa, incluyendo la ropa interior, por favor.

Remove your bra, please.
Quítese el sostén, por favor.

Tell me, please, if you feel uncomfortable.
Dígame, por favor, si se siente incómoda.

Don't be afraid, please.
No tenga miedo, por favor.

I must to touch your breasts to examine them.
Debo tocar sus pechos para examinarlos.

Lift your hands above your head.
Levante las manos arriba de la cabeza.

Do like I do, please.
Haga como yo, por favor.

Lie down on your back, please.
Acuéstese boca arriba, por favor.

I must examine your genitalia.
Debo examinar los genitales.

I must do an internal exam.
Debo hacer un examen interno.

Lie down on your back, please.
Acuéstese boca arriba, por favor.

Relax, bend your legs, and separate your knees, please.
Relájese, doble las piernas, y separe las rodillas, por favor

I will put your feet in the stirrups.
Voy a poner sus pies en los estribos.

Move your buttocks towards me.
Mueva los glúteos hacia adelante.

I am going to touch you with my hands.
Voy a tocarla con mis manos.

I am going to introduce two gloved fingers into your vagina to examine it.
Voy a introducir dos dedos adentro de su vagina, usando un guante, para examinarla.

I am going to introduce the speculum into your vagina.
Voy a introducir el espéculo adentro de la vagina.

You are going to feel some pressure.
Va a sentir alguna presión.

I will obtain cultures.
Voy a tomar cultivos.

I will obtain the specimen for the Pap Smear.
Voy a tomar una muestra para el examen de Papanicolau.

I must examine your rectum.
Debo examinar el recto.

I must insert my finger in your rectum.
Debo introducir mi dedo adentro del recto.

Just a few more minutes...
Sólo unos minutos más...

Please call in 10 days to receive the results.
Por favor, llame en diez días para darle los resultados.

Move back, and sit up, please.
Hágase hacia atrás y siéntese, por favor

You may get dressed.
Puede vestirse.

Musculoskeletal
Musculoequelético

Upper Extremities
Miembros Superiores

I will move your arms.
Voy a mover los brazos.

I will move your wrists and hands.
Voy a mover las muñecas y las manos.

Extend your arm.
Estire el brazo.

Bend your arm.
Doble el brazo.

Close your hand.
Cierre la mano.

Make a fist tightly.
Empuñe la mano con fuerza.

Open your hand.
Abra la mano.

Wash your hands.
Lávese las manos.

Lower Extremities
Miembros Inferiores

I will move your legs.
Voy a mover las piernas.

I will move your knees and ankles.
Voy a mover las rodillas y los tobillos.

Extend your leg.
Estire la pierna.

Bend your hip.
Doble la cadera.

Extend your hip.
Estire la cadera.

Bend your knee.
Doble la rodilla.

Extend your knee.
Estire la rodilla.

Move your ankle up and down, please.
Mueva el tobillo para arriba y para abajo, por favor.

Move your toes.
Mueva los dedos del pie.

Back
Espalda

Bend over.
Dóblese hacia adelante.

Bend over backwards.
Dóblese hacia atrás.

Twist from side to side.
Gire la cintura hacia ambos lados.

I must put my hand on your back.
Debo poner mi mano sobre su espalda.

I will raise your leg.
Voy a levantar la pierna.

I will straighten your leg.
Voy a enderezar la pierna.

Tell me where it hurts you.
Dígame dónde le duele.

Tell me when it hurts you.
Dígame cuándo le duele.

Neurologic
Neurológico

Motor
Motor

Open your eyes widely, please.
Abra bien los ojos, por favor.

Close your eyes tightly.
Cierre los ojos con fuerza.

Look in both directions.
Mire hacia los dos lados.

Don't move your head.
No mueva la cabeza.

Lift your eyebrows.
Levante las cejas.

Puff up your cheeks.
Infle las mejillas.

Open your mouth widely.
Abra bien la boca.

Stick out your tongue.
Saque la lengua.

Move your tongue to each side.
Mueva la lengua de lado a lado.

Move your tongue up and down.
Mueva la lengua para arriba y para abajo.

Say "ah," please.
Diga "aaa," por favor.

Swallow, please.
Trague, por favor.

Smile, please.
Sonríase, por favor.

Bite hard.
Muerda con fuerza.

Move your head in each direction against my hand.
Empuje la cabeza hacia cada lado, empujando mi mano.

Make a fist tightly.
Empuñe con fuerza.

Stronger . . .
Más fuerte . . .

Squeeze my fingers strongly.
Apriete mis dedos fuerte.

Separate your fingers strongly.
Separe los dedos de la mano con fuerza.

Push your hands against my hands.
Empuje las manos contra las mías.

Pull my hands.
Jale mis manos.

Extend your arm with force.
Estire el brazo con fuerza.

Bend your arm with force.
Doble el brazo con fuerza.

Extend your leg with force, please.
Estire la pierna con fuerza, por favor.

Bend your leg with force.
Doble la pierna con fuerza.

Raise your leg with force.
Suba la pierna con fuerza.

Raise your shoulders.
Suba los hombros.

Move your foot up with force.
Mueva el pie para arriba con fuerza.

Move your foot down with force.
Mueva el pie para abajo con fuerza.

Curl your toes with force.
Enrolle los dedos del pie con fuerza.

Sensory
Sensorio

Vision
Visión

Look at my finger and follow it, please.
Mire mi dedo y sígalo, por favor.

Do your eyes itch?
¿Le pican los ojos?

One eye or both?
¿Un ojo o ambos ?

Watch my finger.
Mire mi dedo.

Open your eyes widely.
Abra bien los ojos.

Close your eyes tightly.
Cierre los ojos con fuerza.

Stare at this area of the wall.
Fije la vista en este punto de la pared.

Stare at this area of the wall, and do not move your eyes, please.
Fije la vista en este punto de la pared, y no mueva los ojos, por favor.

Look both ways.
Mire para cada lado.

Look up.
Mire para arriba.

Look down.
Mire para abajo.

Look at my left eye.
Mire mi ojo izquierdo.

Look at my right ear.
Mire mi oído derecho.

Look at the light.
Mire la luz.

Look at my nose.
Mire mi nariz.

Don't move your eyes.
No mueva los ojos.

I am going to move my finger to each side.
Voy a mover mi dedo de lado a lado.

Look straight ahead.
Mire hacia enfrente.

Tell me when you see my finger.
Dígame cuando vea mi dedo.

Blink, please.
Parpadee, por favor.

Read the next line.
Lea la siguiente línea.

And the next line.
Y la próxima línea.

Cover your right eye.
Tápese el ojo derecho.

Cover your left eye.
Tápese el ojo izquierdo.

Read the line with the smallest letters possible.
Lea hasta donde pueda la línea con las letras más pequeñas.

Read the pictures.
Lea los gráficos.

Smell
Olfato

Can you smell?
¿Puede oler esto?

What do you smell?
¿Qué huele?

Hearing
Oído

Close your eyes.
Cierre los ojos.

Cover one ear.
Tápese un oído.

Now, the other ear...
Ahora, el otro oído ...

What did I whisper?
¿Qué susurré?

Can you hear the sound of my fingers rubbing together?
¿Puede oír el sonido de mis dedos cuando los froto?

Is the sound stronger when I put the tuning fork here or there?
¿Es el sonido más fuerte cuando pongo el diapasón por aquí o por allí?

Is the sound stronger on the left or the right?
¿Es el sonido más fuerte a la izquierda o a la derecha?

Is the sound equal on the left and the right?
¿Es el sonido igual a la izquierda que a la derecha?

Touch
Tacto

Can you feel my finger here?
¿Puede sentir mi dedo aquí?

Can you feel the sharp object here?
¿Siente el objeto afilado aquí?

Can you feel the dull object here?
¿Siente el objeto romo aquí?

Do you feel the sharp or dull object here?
¿Siente el objeto afilado o romo aquí?

Can you feel one point or two points?
¿Puede sentir un punto o dos puntos?

Can you feel the cotton?
¿Siente el algodón?

Can you feel the vibration of the tuning fork?
¿Siente la vibración del diapasón?

Can you feel anything?
¿Siente algo?

Coordination
Coordinación

Walk straight to this wall.
Camine en línea recta hacia esta pared.

Turn around.
Dése vuelta.

Walk straight to me.
Camine en línea recta hacia mí.

Walk with one foot directly in front of the other.
Camine poniendo un pie directamente en frente del otro.

Walk on your heels.
Camine apoyado en los talones.

Walk on your toes.
Camine de puntillas.

Jump on one foot.
Brinque en un pie.

Jump on the other.
Brinque con el otro pie.

Squat on the floor.
Póngase de cuclillas.

Stand up without the help of your arms.
Levántese sin la ayuda de los brazos.

Stand still with your eyes closed.
Párese inmóvil con los ojos cerrados.

Open your eyes.
Abra los ojos.

Straighten your arms towards me with your eyes closed.
Estire los brazos hacia mí con sus ojos cerrados.

Touch my finger with your finger.
Toque mi dedo con su dedo.

Touch my finger with your finger, then touch your nose.
Toque mi dedo con su dedo, luego tóquese la nariz.

Again, please.
Otra vez, por favor.

Rapidly, please.
Rápido, por favor.

Reflexes
Reflejos

I am going to check your reflexes.
Voy a chequear sus reflejos.

Relax your ankles, please.
Relaje los tobillos, por favor.

Relax your arms and legs.
Relaje los brazos y las piernas.

I must tap your arms, legs, and knees with my hammer.
Debo dar golpecitos a sus brazos, piernas, y rodillas con mi martillo.

Psychiatric
Psiquiátrico

Orientation
Orientación

What is your name?
¿Cómo se llama?

What is the date today?
¿Cuál es la fecha de hoy?

What is the month?
¿Cuál es el mes?

What is the year?
¿Cuál es el año?

Do you hear voices in your head?
¿Escucha voces en la cabeza?

What do they say?
¿Qué dicen?

Where are you?
¿Dónde está?

What is the name of this place?
¿Cómo se llama este lugar?

Who am I?
¿Quién soy?

What is my job?
¿Cuál es mi trabajo?

Memory
Memoria

What is your wife's (husband's) name?
¿Cómo se llama su esposa (esposo)?

How did you get here today?
¿Cómo llegó aquí hoy?
 or
¿Qué transporte usó para llegar aquí hoy?

What is your telephone number?
¿Cuál es su número de teléfono?

There are three objects here: a pencil, a ball, and a paper clip.
Hay tres objetos aquí: un lápiz, una pelota, y una abrazadera para papeles.

Can you remember these three objects?
¿Puede acordarse de estos tres objetos?

Can you tell me the names of the three objects.
¿Puede decirme los nombres de los tres objetos?

Proverbs
Proverbios

What does this proverb mean?
¿Qué significado tiene este proverbio?

Don't put all your eggs in one basket.
No ponga todos los huevos en una canasta.

Don't put all your meat on the spit.
No ponga toda la carne en el asador.

All that glitters is not gold.
No todo lo que brilla es oro.

Don't throw the baby out with the bathwater.
No tire al bebé con el agua del baño.

Don't throw out the fresh fruit with the discolored.
No tire las frutas frescas con las descoloridas.

Procedures
Procedimientos

Phrases
Frases

Do you give your authorization to perform . . .
¿Da su autorización para que le hagan . . .?

> **Example:**
>
> **Do you give your authorization to perform an abdominal ultrasound?**
> ¿Da su autorización para que le hagan un ultrasonido abdominal?

I give my authorization to perform . . .
Doy mi autorización para que me hagan . . .

> **Example:**
>
> **I give my authorization to perform an abdominal ultrasound.**
> Doy mi autorización para que me hagan un ultrasonido abdominal.

I give my authorization to receive medical treatment and consulting services.
Doy mi autorización para recibir tratamiento y consultas médicas.

Patient Signature
Firma del paciente

Witness Signature
Firma del testigo

Notary
Notario (m)
Notaria (f)

Notarize
Autenticar mediante acta notarial

Common Procedures
Procedimientos Comunes

Blood Sample
Muestra de sangre

I need a blood sample.
Necesito sacar un poco de sangre.

Permit me to have your right arm.
Permítame el brazo derecho.

Extend your arm.
Estire el brazo.

Keep it straight and please don't bend it.
Manténgalo derecho y por favor no lo doble.

I must put the tourniquet on your arm.
Debo poner el torniquete en el brazo.

Close your hand.
Cierre la mano.

The needle will hurt a little bit.
La aguja va a dolerle un poco.

Don't be afraid, the procedure is quick.
No tenga miedo, el procedimiento es rápido.

Are you ready?
¿Está listo(a)?

Here it comes.
Ahora viene.

Open your hand please.
Abra la mano por favor.

Please put pressure on the cotton for a short time.
Haga un poco de presión con el algodón por un ratito, por favor.

Intravenous Line
Línea intravenosa

I must start an intravenous line.
Debo ponerle una línea intravenosa.

Permit me to have your right arm.
Permítame el brazo derecho.

Extend your arm.
Extienda el brazo.

Keep it straight, and please don't bend it.
Manténgalo derecho y no lo doble por favor.

I must put the tourniquet on your arm.
Debo poner el torniquete en el brazo.

Close your hand.
Cierre la mano.

The needle of the catheter will hurt a little bit.
El pinchazo de la aguja va a dolerle un poco.

Don't be afraid, the procedure is quick.
No tenga miedo, el procedimiento es rápido.

Are you ready?
¿Está listo(a)?

Here it comes.
Ahora viene.

Open your hand, please.
Abra la mano, por favor.

I must fasten the catheter.
Debo fijar la aguja.

You are connected to the intravenous line. Don't forget, please.
Está conectado a este suero. No se olvide por favor.

If you wish to go for a walk, please call me.
Si quiere ir a caminar, llámeme por favor.

Urine Sample
Muestra de Orina

Female
Mujer

We need a urine sample.
Necesitamos una muestra de orina.

Take the disposable towels to the bathroom.
Lleve las toallas desechables al baño.

Wash your hands in the sink.
Lávese las manos en el lavabo (lavamanos).

Take a disposable towel and separate your vaginal lips.
Tome una toalla desechable y separe los labios vaginales.

Then, you need to wash each vaginal lip from front to back and inside of them also.
Luego debe lavar cada labio vaginal de adelante hacia atrás y adentro de los labios también.

You must urinate a small quantity in the toilet
Comience a orinar una cantidad pequeña en el inodoro.

Next, you need to urinate in the container.
Después, orine en el frasco.

Finally, finish urinating in the toilet.
Al final puede terminar de orinar en el inodoro.

Put the top on the container.
Póngale la tapadera al frasco.

Leave the container on the counter.
Deje el frasco en la ventanilla.

Wash your hands again afterwards.
Vuélvase a lavar las manos.

Male
Hombre

We need a urine sample.
Necesitamos una muestra de orina.

Take the disposable towels to the bathroom.
Lleve las toallas desechables al baño.

Wash your hands in the sink.
Lávese las manos en el lavabo (lavamanos).

Take a disposable towel.
Tome una toalla desechable.

Then, you need to wash the tip of your penis.
Luego, límpiese la punta del pene.

You must urinate a small quantity in the toilet
Comience a orinar una cantidad pequeña en el inodoro.

Next, you need to urinate in the container.
Después, orine en el frasco.

Finally, finish urinating in the toilet.
Al final, puede terminar de orinar en el inodoro.

Put the top on the container.
Póngale la tapadera al frasco.

Leave the container on the counter.
Deje el frasco en la ventanilla.

Wash your hands again afterwards.
Vuélvase a lavar las manos.

Procedure List
Lista de Procedimientos

A
abdominal surgery : cirugía abdominal, que es una cirugía de los órganos abdominales
abdominal ultrasound : ultrasonido abdominal, que es una imagen de los órganos abdominales producida por el rebote de ondas de sonido de alta frecuencia
abortion : un aborto, que es la interrupción del embarazo
amputation : una amputación, que es una desmembración de una parte del cuerpo
analysis : un análisis, que es un método de examen
arterial doppler : ultrasonido arterial, que es una imagen de las arterias producida por el rebote de ondas de sonido de alta frecuencia.
arteriography : arteriografía, que es una radiografía de algunas arterias
artificial respiration : respiración artificial, que es respiración mantenida por alguien o una máquina
assay : un procedimiento de detección, una prueba
autopsy : una autopsia, que es un examen del cuerpo muerto

B
biopsy : una biopsia, que es la extirpación de un fragmento de tejido

C
castration : castración, que es la extirpación de los órganos sexuales
catheterization : cateterismo, que es la introducción de una sonda en una cavidad hueca o un vaso sanguíneo

cauterization : cauterización, que es quemar un tejido con un aparato llamado cauterio
cesarean operation : una operación cesárea
childbirth : parto

cholangiography : colangiografía, que es una radiografía de contraste de los conductos biliares
cholecystectomy : colecistectomía, que es la extirpación de la vesícula biliar
circumcision : circuncisión, que es la extirpación del prepucio del pene
colonoscopy : colonoscopía, que es una observación del interior del intestino grueso con un aparato especial
computerized axial tomography : tomografía axial computarizada, que es un examen de secciones del cuerpo o de un órgano usando una computadora
cosmetic surgery : cirugía cosmética, que es una cirugía para mejorar la apariencia
curettage : curetaje, legrado, que es un raspado del tejido, en particular del tejido interno del útero
cystoscopy : cistoscopía, que es una observación del interior de la vejiga con un aparato especial

D

defibrillation : desfibrilación, que es el restablecimiento del ritmo normal del corazón
densitometry : densitometría, que es una prueba de la densidad de los huesos para determinar su solidez
dental surgery : cirugía dental
detoxification : desintoxicación, que es la reducción de los efectos nocivos de un veneno o tóxico en el cuerpo
dialysis : diálisis, un procedimiento usado para limpiar el cuerpo de substancias nocivas que no pueden eliminar los riñones
dilatation : dilatación, que es un ensanchamiento
doppler : forma de ultrasonido, que es una imagen producida por el rebote de ondas de sonido de alta frecuencia cuando chocan contra los órganos y los fluidos presentes en el cuerpo
doppler, arterial : ultrasonido arterial, que es una imagen de las arterias

producida por el rebote de ondas de sonido de alta frecuencia.
doppler, venous : ultrasonido venoso, que es una imagen de las venas producida por el rebote de ondas de sonido de alta frecuencia.
douching : la aplicación de duchas

E
echography : ecografía, que es una imagen del sonido
elective surgery : cirugía electiva, cirugía planeada, cirugía que no es de urgencia
electrocardiography : electrocardiografía, que es un registro de la actividad eléctrica del corazón
electroencephalography : electroencefalografía, que es un registro de la actividad eléctrica del cerebro
endoscopy : endoscopía, que es una inspección de una cavidad del cuerpo con un aparato especial
episiotomy : episiotomía, que es un corte vaginal para facilitar el parto

evacuation of abscess : una evacuación de un absceso, que es vaciar o drenar un absceso
exam : un examen, una prueba, un análisis
exam, physical : un examen físico
examination : un examen, una prueba, un análisis
extraction, surgical : extracción, que es una extirpación quirúrgica

F
first aid : primeros auxilios
fixation : fijación, que es una inmovilización
fluoroscopy : fluoroscopía, que es un tipo de radiografía

G
gonioscopy : gonioscopía, que es un examen del ángulo de la cámara anterior del ojo
gram stain : tinción de Gram, que es una tinción para ver bacterias con un microscopio

H
hemodialysis : hemodiálisis, que es una técnica para eliminar

sustancias nocivas de la sangre que no puede eliminar el riñón por estar enfermo o por otra razón
hemoperfusion : hemoperfusión, que es una técnica para eliminar sustancias nocivas de la sangre
hemostasis : hemostasia, que es la detención de una hemorragia
hospitalization : hospitalización, que es un ingreso en un centro médico
hysterectomy : histerectomía, que es la extirpación quirúrgica del útero

I
immobilization : inmovilización, que es colocar en reposo el cuerpo o alguna de sus partes
implantation : implantación, que es 1) la nidación del óvulo fecundado, o 2) la inserción de un tejido o cualquier material en un área del cuerpo
impregnation : impregnación, que es una fecundación del óvulo

induction : inducción, que es una provocación de un proceso, en particular del parto
instillation : instilación, que es la administración de un líquido
insufflation : insuflación, que es llenar con aire, inflar
intervention : intervención, que es una operación, o un procedimiento, o la administración de una medicina
intubation of the trachea : intubación, que es la introducción de un tubo en la tráquea
iridectomy : iridectomía, que es la extirpación del iris

J
(none)
(ninguna)

K
(none)
(ninguna)

L
laser treatment : tratamiento con láser, que es un tratamiento con una luz especial

localization : localización, que es una determinación del sitio o lugar
lumbar puncture : punción lumbar, que es una punción o perforación en la región de la espalda baja para analizar el líquido que rodea la médula espinal y el cerebro

M
micrography : micrografía, que es una fotografía tomada a través del microscopio
microsurgery : microcirugía, que es una cirugía delicada realizada a través de un microscopio
mobilization : movilización, que es un proceso de volver móvil una parte fija o una sustancia
monitoring : monitorización (monitoreo), que es un control o supervisión con ayuda de un monitor

N
normalization : normalización, que es un proceso de volver o de restablecer el estándar normal

O
oophorectomy : ooforectomía, que es la extirpación de uno o ambos ovarios
operation : una operación, un procedimiento
operation, surgical : una operación quirúrgica, un procedimiento quirúrgico
ophthalmoscopy : oftalmoscopía, que es un examen de los ojos con un aparato llamado oftalmoscopio
orthopedic surgery : cirugía ortopédica, que es una cirugía de los huesos y las articulaciones
osteotomy : osteotomía, que es un corte quirúrgico de una parte de un hueso

P
palpation : palpación, que es un examen con la mano de un área del cuerpo
paracentesis : paracentesis, que una punción en el abdomen para extraer (retirar) líquido o sangre

pelvic surgery : cirugía pélvica, que es una cirugía de los órganos pélvicos
pelvic ultrasound : ultrasonido pélvico, que es una imagen de los organos pélvicos producida por el rebote de ondas de sonido de alta frecuencia
phlebography : flebografía, que es una radiografía de una o más venas
plastic surgery : cirugía plástica, que es una cirugía muy fina con el objetivo de mejorar la apariencia
procedure : un procedimiento
procedure, surgical : un procedimiento quirúrgico, una operación quirúrgica
psychoanalysis : psicoanálisis, que es una técnica de análisis realizada por un psiquiatra
psychological testing : psicotecnia (pruebas psicológicas), que es un examen realizado por un psiquiatra o un psicólogo
puncture, lumbar : punción lumbar, que es una punción o perforación en la región de la espalda baja para analizar el liquido que rodea la médula espinal y el cerebro

Q
(**none**)
(ninguna)

R
radiography : radiografía, que es una imagen de rayos "X"
radiotherapy : radioterapia, que es un tratamiento mediante radiaciones
resection : resección, que es la extirpación quirúrgica parcial o total de un órgano o tejido
resuscitation : resucitación, que es el restablecimiento de la vida de un sujeto aparentemente muerto o quien no tiene signos de vida
retrograde urography : urografía retrógrada, que es una radiografía del aparato urinario usando medio de contraste realizada en sentido retrógrado, de las vejiga hacia los riñones

root canal : tratamiento de canales, endodoncia, que es un tratamiento de la raíz del diente

S

spinal tap : punción lumbar, que es una punción o perforación en la región de la espalda baja para analizar el liquido que rodea la médula espinal y el cerebro

stabilization : estabilización, que es la creación de un estado estable

sterilization : esterilización, que es un procedimiento que hace incapaz a un individuo para concebir familia

stitches : puntadas

surgery : cirugía

surgery, abdominal : cirugía abdominal, que es una cirugía de los órganos abdominales

surgery, cosmetic : cirugía cosmética, que es una cirugía para mejorar la apariencia

surgery, dental : cirugía dental

surgery, elective : cirugía electiva, cirugía planeada, cirugía que no es de urgencia

surgery, micro- : microcirugía, que es una cirugía delicada, realizada a través de un microscopio

surgery, orthopedic : cirugía ortopédica, que es una cirugía de los huesos y las articulaciones

surgery, pelvic : cirugía pélvica, que es una cirugía de los órganos pélvicos

surgery, plastic : cirugía plástica, que es una cirugía muy fina con el objetivo de mejorar la apariencia

surgical procedure : un procedimiento quirúrgico, una operación quirúrgica

T

tap, spinal : punción lumbar, que es una punción o perforación en la región de la espalda baja para analizar el liquido que rodea la médula espinal y el cerebro

test : una prueba, que es un método de examen o de análisis

tomography : tomografía, que es un examen de secciones del

cuerpo o de un órgano, en particular usando una computadora
tomography, computerized axial : tomografía axial computarizada, que es un examen de secciones del cuerpo o de un órgano usando una computadora
transplantation : un trasplante, que es la implantación de un órgano en buen estado, proveniente de otro individuo, para reemplazar un órgano que no está funcionando
treatment, laser : tratamiento con láser, que es un tratamiento con una luz especial
tubal ligation : ligadura de trompas, que es una ligadura de las trompas de Falopio de una mujer para que ya no pueda tener familia

U

ultrasound : ultrasonido, que es una imagen producida por el rebote de ondas de sonido de alta frecuencia al chocar contra órganos y fluidos presentes en el cuerpo
ultrasound, abdominal : ultrasonido abdominal, que es una imagen de los órganos abdominales producida por el rebote de ondas de sonido de alta frecuencia
ultrasound, pelvic : ultrasonido pélvico, que es una imagen de los organos pélvicos producida por el rebote de ondas de sonido de alta frecuencia
urography : urografía, que es una radiografía del aparato urinario usando medio de contraste
urography, retrograde : urografía retrógrada, que es una radiografía del aparato urinario usando medio de contraste realizada en sentido retrógrado, de las vejiga hacia los riñones

V

vasectomy : vasectomía, que es una ligadura de los tubos del hombre para que ya no pueda tener familia
venous doppler : ultrasonido, que es una imagen de las venas producida por el rebote de ondas de sonido de alta frecuencia

W, X, Y, Z
(none) (ninguna)

Diagnosis
Diagnóstico

Phrases
Frases

You have / He has / She has / It has ...
Ud. tiene/ Él tiene / Ella tiene / Tiene ...

> **Example:**
> **You have adhesions.**
> Ud. tiene adherencias.

You are / He is / She is / He is / It is ... (temporarily)
Ud. Está / Él está / Ella está / Está ....(temporalmente)

> **Example:**
> **You are contagious.**
> Ud. está contagioso(a).

You are / He is / She is / He is / It is ... (permanently)
Ud. Es / Él es / Ella es / Es ....(permanentemente)

> **Example:**
> **You are lame.**
> Ud. es lisiado(a).

The doctor has made the diagnosis of ...
El doctor le ha hecho el diagnóstico de ...

> **Example:**
> **The doctor has made the diagnosis of cancer.**
> El doctor le ha hecho el diagnóstico de cáncer.

Your / His / Her ... does not function properly.
Su ... no funciona debidamente.

Example:
Your thyroid gland does not function properly.
Su glándula tiroidea no funciona debidamente.

our . . . does not function at all.
u . . . no funciona en absoluto (para nada).

Example:
Your thyroid gland does not function at all.
Su glándula tiroidea no funciona en absoluto (para nada).

Your . . . does not function well.
Su . . . no funciona bien.

Example:
Your thyroid gland does not function well.
Su glándula tiroidea no funciona bien.

Your . . . works with difficulty.
Su . . . trabaja con dificultad.

Example:
Your heart works with difficulty.
Su corazón trabaja con dificultad.

Your . . . does not produce enough . . .
Su . . . no produce suficiente . . .

Example:
Your thyroid gland does not produce enough hormone.
Su glándula tiroidea no produce suficientes hormonas.

Your . . . produces too much . . .
Su . . . produce demasiado(a) . . .

> **Example:**
> **Your thyroid gland produces too much hormone.**
> Su glándula tiroidea produce demasiadas hormonas.

Your . . . does not receive enough blood
Su . . . no recibe suficiente sangre.

> **Example:**
> **Your kidney does not receive enough blood.**
> Su riñón no recibe suficiente sangre.

Your . . . does not receive enough oxygen
Su . . . no recibe suficiente oxígeno.

> **Example:**
> **Your blood does not receive enough oxygen.**
> Su sangre no recibe suficiente oxígeno.

Please take this written information about your problem.
Por favor llevese esta información escrita acerca de su problema.

The cause of your disease is known.
La causa de su enfermedad es conocida.

The cause of your disease is not known.
No se sabe la causa de su enfermedad.

Diagnosis List
Lista de Diagnósticos

A

ablepsy : ablepsia, ceguera, incapacidad para ver
abortion, threatened : amenaza de aborto
abrasion : abrasión, erosión química, erosión física
abscess : absceso, cavidad que contiene pus
acidosis : acidosis, estado de acidez en el cuerpo
acne : acné, granitos, barros
acrocyanosis : acrocianosis, enfermedad donde hay mala circulación de las manos y los pies, los cuales se ponen amoratados, sudorosos y fríos.
acromegaly : acromegalia, desorden que resulta de la secreción excesiva de la hormona del crecimiento y que se manifiesta con un aumento del tamaño de las manos, la cabeza, la cara, los pies, y el tórax
act of vomiting : acto de vomitar
acute illness : enfermedad aguda
addiction : adicción, dependencia de drogas
Addison's disease : enfermedad de Addisson, enfermedad que resulta de la pérdida de función de la glándula suprarrenal y que se manifiesta con fatiga, presión baja, pérdida de peso, coloración oscura de la piel y las mucosas, anorexia, y nausea
adenitis : adenitis, inflamación de las glándulas
adenoma : adenoma, tumor benigno de una glándula
adhesion : adherencias, bandas cicatrizales que se forman entre dos o más órganos del cuerpo
adnexitis : anexitis, inflamación de los anexos femeninos
aerophagy : aerofagia, acción de tragar aire
affliction : aflicción, sufrimiento

agalactia : agalactia, ausencia de leche en los senos después del parto
agammaglobulinemia : agammaglobulinemia, déficit de gammaglobulina en la sangre
agoraphobia : agorafobia, terror a los espacios abiertos
agranulocytosis : agranulocitosis, reducción marcada del número de leucocitos o glóbulos blancos de la sangre
AIDS : SIDA, síndrome de inmunodeficiencia adquirida
ailment : dolencia
akathisia : acatisia, inhabilidad de quedarse quieto o sentado debido a una inquietud motora
acinesia : acinesia, pérdida de la habilidad de moverse voluntariamente
alcoholism : alcoholismo, dipsomanía
alexia : alexia, inhabilidad de entender el significado de las palabras escritas o impresas
alkalosis : alcalosis, disminución de la acidez en la sangre y los tejidos
allergic : alérgico(a)
allergies : alergias, coriza, reacciones alérgicas
allergy : alergia
alopecia : alopecia, calvicie, carencia de pelo
alveolitis : alveolitis, inflamación de los alvéolos del pulmón
amblyopia : ambliopía, visión disminuida
amebas : amibas, amebas
amenorrhea : amenorrea, ausencia de la menstruación
amnesia : amnesia, pérdida total o parcial de la memoria
anaphylactic : anafiláctico(a), relativo a una reacción alérgica generalizada y severa
anemia : anemia, deficiencia en la sangre de glóbulos rojos
anemia, aplastic : anemia aplástica, formación insuficiente de células de la sangre
anergy : anergia, falta de reacción a un estimulo inmunológico
aneurysm : aneurisma, dilatación de una arteria por una debilidad en la pared

angiitis : angiítis, inflamación de un vaso sanguíneo o linfático
angina : angina, dolor severo y opresivo
angina pectoris : angina de pecho, dolor severo y opresivo de pecho
anginal : anginoso(a), relativo a la angina
angioedema : angioedema, hinchazón o edema debido a trastornos de la regulación vascular generalmente producidos por una reacción alérgica severa
angioneurotic : angioneurótico(a), trastorno funcional de la regulación vascular
anisocoria : anisocoria, desigualdad del diámetro de las pupilas
ankle sprain : torcedura del tobillo, esguince del tobillo, rotura de un ligamento del tobillo
ankylosis : anquilosis, endurecimiento o la fijación de una coyuntura (articulación)
anomaly : anomalía, desviación de la norma
anorexia : anorexia, estado crónico de falta de apetito debido a una obsesión por adelgazar
anosmia : anosmia, pérdida o disminución del sentido del olfato
anovulatory : anovulatorio, sin ovulación, sin desprendimiento natural del óvulo
anoxia : anoxia, insuficiencia de oxígeno en los tejidos
anthrax : ántrax, infección purulenta y negra de la piel
anuria : anuria, ausencia de la eliminación de orina
aortitis : aortitis, inflamación de la aorta, que es una arteria principal que nace en el corazón y baja por el abdomen hasta dividirse
apepsia : apepsia, cesación de la digestión
aphtha : afta, úlcera en una membrana mucosa
aplasia : aplasia, desarrollo incompleto
aplastic anemia : anemia aplástica, formación insuficiente de células de la sangre
apophysitis : apofisitis, inflamación de una apófisis en particular de un hueso

apoplexy : apoplejia, infarto cerebral, embolia cerebral, derrame cerebral
appendicitis : apendicitis, inflamación del apéndice
arrhythmia : arritmia, falta del ritmo regular del latido cardíaco
arterial occlusion : oclusión de una arteria, obstrucción de una arteria, cierre de una arteria
arteriosclerosis : arteriosclerosis, endurecimiento de las arterias
arteritis : arteritis, inflamación de una arteria
arthritis : artritis, inflamación de una o más articulaciones
arthropathy : artropatía, enfermedad de las articulaciones
arthrosis : artrosis, anomalía en una articulación por desgaste
ascites : ascitis, acumulación de cierto líquido en el vientre
asphyxia : asfixia, insuficiencia de oxígeno
aspiration : aspiración, acción de inhalar hacia lugares anormales (i.e., bronquios)

asthenia : astenia, cansancio físico intenso
asthma : asma, enfermedad crónica que se manifiesta con constricción de los bronquios, generalmente causado o provocado por alergias
astigmatism : astigmatismo, condición donde hay irregularidades en la córnea del ojo
asystole : asistolia, paro cardíaco
ataxia : ataxia, falta de coordinación de los movimientos voluntarios
atheroma : ateroma, depósito de una placa de grasa en las arterias
atheromatosis : ateromatosis, depósito de placas de grasa en las arterias
athetosis : atetosis, movimiento involuntario y no coordinado en las extremidades
athlete's foot : pie de atleta, infección de los pies por hongos
atony : atonía, ausencia o deficiencia del tono o tensión de un tejido o en los músculos de los miembros

atopic : atópico(a), problema de alergia
atrophy : atrofia, disminución del tamaño de una célula, tejido, órgano, o miembro
atrophy of the heart : atrofia del corazón
atrophy of the testicle : atrofia del testículo
attack : ataque
aura : aura, sensación que precede a un ataque como ocurre en la epilepsia o la migraña
autoimmune : autoinmune, relacionado con fenómenos o reacciones inmunológicas frente a elementos del propio cuerpo
autoimmune disease : enfermedad autoinmune o sea una enfermedad relacionada con reacciones inmunológicas hacia elementos del propio cuerpo
automatism : automatismo, movimiento que no está bajo el control voluntario
azoospermia : azoospermia, falta de espermatozoos en el semen
azotemia : azoemia, exceso de cuerpos nitrogenados en la sangre

B
bacillus : bacilo, bacteria en forma de bastoncillo
back problems : problemas de la espalda
back sprain : torcedura de la espalda, esguince de la espalda, rotura de un ligamento de la espalda
bacteremia : bacteremia, presencia de bacteria en la sangre
bacteria : bacteria (singular), bacterias (plural)
bacterial infection : infección por una bacteria
bacteroid : bacteroide, organismo que se asemeja a una bacteria
balanitis : balanitis, inflamación del pene
bald : calvo, sin pelo
baldness : calvicie, alopecia, carencia de pelo
bed sore : llaga de cama, úlcera de cama, úlcera de decúbito
bee sting : picadura de abeja
benign : benigno(a), de poca gravedad
beriberi : beriberi,

inflamación de los nervios causada por una deficiencia de la vitamina B1 o tiamina
bite : mordedura, picadura, mordida
bite, cat : mordedura de gato
bite, dog : mordedura de perro
bite, frost : congelamiento parcial de los dedos o las orejas
bite, human : mordedura humana
bite, rat : mordedura de rata
bite, snake- : mordedura de serpiente
bite, spider : picadura de araña
bite, tick : una mordida de garrapata
blackheads : espinillas
bladder stones : cálculos o piedras en la vejiga
bleb : ampolla
bleeding, excessive : sangrado excesivo, hemorragia severa
blemish : lunar, mancha, tacha
blepharitis : blefaritis, inflamación del borde libre de los párpados
blind : ciego(a)
blindness : ceguera, ablepsia, incapacidad de ver
blister : ampolla
blood clot : coágulo de sangre, sangre coagulada
blood poisoning : envenenamiento de la sangre
blood pressure, high : presión alta
blood pressure, low : presión baja
blood problems : problemas de la sangre
boil (skin) : grano enterrado, nacido, tacotillo
bow-legged : corvo(a), zambo(a)
bradycardia : bradicardia, lentitud anormal del ritmo cardíaco
bradykinesia : bradiquinesia, lentitud anormal de los movimientos
bradypnea : bradipnea, respiración lenta
bronchial asthma : asma bronquial, enfermedad crónica que se manifiesta con constricción de los bronquios, generalmente causado o provocado por alergias

bronchiectasis : bronquiectasia, distorción y dilatación de los bronquios
bronchitis : bronquitis, inflamación de los bronquios, catarro de pecho
bronchoconstriction : broncoconstricción, contracción o cierre de los bronquios
bronchodilatation : broncodilatación, dilatación de los bronquios
bronchopneumonia : bronconeumonía, inflamación pulmonar difusa, generalmente causada por un agente infeccioso
bronchospasm : broncoespasmo, espasmo de los bronquios
brucellosis : brucelosis, fiebre de Malta, fiebre del mediterráneo, o fiebre ondulante, que es una infección por una bacteria que se contrae por contacto con vacas
bruise : moretón
bubonic fever : fiebre bubónica, fiebre producida por la infección con por una bacteria muy peligrosa

bulla : ampolla, bula
bullous : buloso, con bulas o ampollas
bullous lesion : lesión bulosa, lesión con bulas o ampollas
bump : chichón, chinchón
bunion : bunio, juanete, inflamacíon de la primera bursa del dedo pulgar del pie
burn : quemadura
bursitis : bursitis, inflamación de una bolsa articular

C

cachexia : caquexia, adelgazamiento extremo, debilitación general
Caisson's disease : enfermedad de Caisson, enfermedad que consiste en dolor de los nervios, parálisis, y dificultad para la respiración, causada por la liberación de burbujas de nitrógeno en los tejidos
calcemia : calcemia, nivel de calcio en la sangre
calciuria : calciuria, mucho calcio en la orina
calculus : cálculo, piedra
calculus, dental : cálculo dental, sarro dental

callous : callo, engrosamiento de la piel
callus : callosidad, engrosamiento de la piel
cancer : cáncer
cancerous : canceroso(a)
cancerous problem : problema canceroso
candidiasis : candidiasis, infección por un hongo del género Cándida
canker : úlcera
carbuncle : grano enterrado, nacido, tacotillo
carcinogenic : carcinogénico, carcinogénico(a), que provoca cáncer
carcinoma : carcinoma, tumor nocivo
cardiac infarction : infarto del corazón, la muerte de un área del corazón
cardialgia : cardialgia
cardiogenic : cardiogénico, que es un problema del corazón
cardiomegaly : cardiomegalia, aumento del tamaño del corazón
cardiomyopathy : cardiomiopatía, trastorno crónico que afecta al músculo cardíaco

cardiopathy : cardiopatía, dolencia o aflicción cardíaca
carditis : carditis, inflamación del corazón
caries : caries, dientes podridos, deterioro localizado en los dientes
caries, dental : caries, dientes podridos, deterioro localizado en los dientes
cat bite : mordedura de gato
cataract : catarata, enturbiamiento de la transparencia del cristalino o lente del ojo
catarrhal : catarro
catatonia : catatonia, estado caracterizado por mutismo y mantenimiento de una postura rígida por tiempo prolongado
catatonic : catatónico(a)
cavities, dental : caries, dientes podridos, deterioros localizados en los dientes
cellulitis : celulitis, inflamación del tejido bajo la piel
cellulitis, orbital : celulitis orbital, inflamación del tejido bajo la piel de la órbita del ojo

cephalalgia : cefalalgia, jaqueca, dolor de cabeza
cerebral hemorrhage : derrame cerebral, hemorragia cerebral
cerebral infarction : infarto cerebral, embolia cerebral, muerte de un área del cerebro
cerebral palsy : diplejía espástica, parálisis cerebral
cerebral paralysis : parálisis cerebral, diplejía espástica
chancre : chancro, tipo de llaga que resulta por transmisión sexual
change of life : menopausia, cesación de la menstruación en la mujer
chest cold : catarro en el pecho, resfriado en el pecho
chicken-pox : varicela, infección viral que causa una enfermedad eruptiva de la piel con vesículas

que a veces se convierten en vesículas con pus
chlamydia : clamidia, infección de los genitales transmitida por actividad sexual
chloasma : cloasma, manchas pigmentadas que aparecen generalmente en la cara, frecuentes en el embarazo
cholangitis : colangitis, inflamación de las vías biliares
cholecystitis : colecistitis, inflamación de la vesícula biliar
cholelithiasis : colelitiasis, presencia de una o más piedras en los conductos de la vesícula biliar
cholera : cólera, infección de los intestinos que provoca diarrea severa, causada por una bacteria
cholestasis : colestasis, la retención de hiel o bilis en los conductos de la vesícula biliar
chorea : corea, exceso de movimientos involuntarios
choroiditis : coroiditis, inflamación de la coroides del ojo
chronic : crónico(a), de desarrollo lento, de larga duración
chronic illness : enfermedad crónica,

enfermedad de larga duración
chronic problem : problema crónico o de desarrollo lento, problema de larga duración
cicatrization : cicatrización, proceso de formación de una cicatriz
cirrhosis : cirrosis, enfermedad caracterizada por una degeneración del hígado
classic : clásico(a), típico(a), característico(a)
classic symptoms : síntomas clásicos
claudication : claudicación, cojera, isquemia causada por esclerosis y estrechamiento de las arterias de las piernas
claustrophobia : claustrofobia, terror irracional a los espacios pequeños o encerrados
cleft palate : fisura del paladar, paladar hendido
clinical : clínico(a), relativo a la clínica
clonic : clónico(a), relativo al movimiento del cuerpo durante una convulsión
clot : coágulo
clot, blood : coágulo de sangre, sangre coagulada

coagulated blood : sangre coagulada
cold (disease) : catarro, resfriado
cold, chest : catarro en el pecho, resfriado en el pecho
colic : cólico, espasmos del intestino manifestados por dolor abdominal
colitis : colitis, inflamación del intestino grueso
colonopathy : colonopatía, enfermedad del intestino grueso
color-blindness : daltonismo, incapacidad de percibir ciertos colores
coma : coma, pérdida completa de la conciencia
comatose : comatoso(a), en coma, que es una pérdida completa de la conciencia
comedone : comedón, espinilla
complication : complicación
condition : condición, estado físico de una persona
condyloma : condiloma, excrescencia parecida a la verruga
congenital : congénito(a), innato(a)

congenital defect : defecto congénito
congenital problem : problema congénito, problema innato
conjunctivitis : conjuntivitis, inflamación de la mucosa que cubre el interior de los ojos
consumption (disease) : marasmo, tuberculosis
contact : contacto, individuo que ha estado relacionado con un enfermo
contagion : contagio, sustancia causante de una enfermedad infecciosa
contagious : contagioso(a)
contaminated : contaminado(a)
contamination : contaminación
contracture : contractura, contracción persistente e involuntaria de músculos, flexión permanente por consecuencia de daño a un músculo o un tendón
contusion : contusión, lesión por golpe, compresión, choque
conversion reaction : reacción de conversión, transformación de las emociones en manifestaciones físicas, corporals
convulsion : convulsión, un ataque, que es una contracción repentina, violenta, involuntaria y dolorosa de los músculos
convulsions : convulsiones, ataques
cor pulmonale : corazón pulmonar, enfermedad del corazón derecho causada por enfermedad de los pulmones
corn (callous) : callo, engrosamiento de la piel
corneal ulcer : úlcera en la córnea
coxalgia : coxalgia, dolor de la articulación de la cadera
crabs (disease) : ladillas
creatinemia : creatinemia, presencia de mucha creatina en la sangre
crippled : tullido(a), lisiado(a) , impedido(a)
crisis : crisis, empeoramiento repentino, ataque
crossallergy : alergia cruzada, alergia a sustancias emparentadas (medicamentos)
cross-eyed : bizco(a), estrábico

crossinfection : infección cruzada, contagio mutuo entre dos personas
crossresistance : resistencia cruzada, resistencia a antibióticos emparentados
croup : crup, garrotillo
crown (dental) : corona
crystalluria : cristaluria, presencia de cristales en la orina
cyanosis : cianosis, coloración azulada o violácea de la piel y de las mucosas
cycloplegia : cicloplejía, parálisis del músculo ciliar
cyst : quiste, tumor que contiene líquido
cyst, ovarian : quiste en los ovarios
cyst, penile : quiste en el pene
cyst, sebaceous : quiste sebáceo, lobanillo
cystic : quístico(a)
cystic fibrosis : fibrosis quística, enfermedad caracterizada por la producción excesiva de moco espeso que causa obstrucción de los conductos en lospulmones, los intestinos, y el sistema biliar
cystitis : cistitis, inflamación de la vejiga urinaria

D
dandruff : caspa, escamas del cuero cabelludo
danger : peligro
dead : muerto(a)
deaf : sordo(a)
deaf-mute : sordomudo
deafness : sordera, incapacidad para oír
death : muerte
debilitation : debilitamiento, enflaquecimiento
decompensated : descompensado(a)
decompensation : descompensación
decubitus : decúbito, posición acostada
decubitus ulcer : úlcera de decúbito; úlcera de cama, que es la formación de una úlcera y necrosis en la piel
defect, congenital : defecto congénito
deficiencia : deficiencia, falta
deficit : déficit, falta

deformed : deformado(a), desfigurado(a)
deformed extremity : deformación de una extremidad, una extremidad patizamba o chueca
degeneration, macular : degeneración de la mácula, degeneración de la parte del ojo donde radica la visión
degenerative : degenerativo(a), que produce degeneración
degenerative problem : problema degenerativo, problema que produce degeneración
dehydration : deshidratación, carencia de agua en el cuerpo
delirium : delirio, inhabilidad para pensar claramente
delirium tremens : delirium tremens, enfermedad peligrosa con delirio y alucinaciones producida por el síndrome de abstinencia de alcohol
dementia : demencia, amencia, deterioro progresivo de las funciones intelectuales

dementia praecox : demencia precoz, esquizofrenia
demineralization : desmineralización, pérdida de sales minerales del cuerpo o de los tejidos (i.e., los huesos)
dengue : dengue, infección viral endémica que es transmitida por un mosquito
dental : dental
dental calculus : cálculo dental, sarro dental
dental caries : caries, dientes podridos, deterioro localizado en el diente
dental cavities : caries, dientes podridos, deterioro localizado en el diente
deossification : deosificación, pérdida de sales minerales del hueso
dependent : dependiente
depersonalization : despersonalización, sensación de extrañeza
depigmentation : despigmentación, escasez o carencia total de pigmentación de la piel
depletion : depleción, consumo anormal de

sustancias del propio cuerpo
depression : depresión, estar (v) triste, derrumbamiento, disminución, tener (v) tristeza
deprivation : deprivación, falta, carencia
dermatitis : dermatitis, inflamación de la piel
dermatomycosis : dermatomicosis, enfermedad de la piel causada por hongos
dermatophytosis : dermatofitosis, enfermedad de la piel causada por hongos
dermatosis : dermatosis, enfermedad de la piel
dermographia : dermografía, dibujo en la piel
desquamation : descamación, formación exagerada de escamas en la piel
destruction : destrucción
diabetes : diabetes, enfermedad caracterizada por la presencia de azúcar en cantidad anormal en la sangre y la orina
diabetic : diabético, diabética, diabético(a)

diabetic retinopathy : retinopatía diabética, enfermedad donde se produce daño a la retina del ojo a causa de la diabetes
diagnosis : diagnóstico, determinación de la naturaleza de una enfermedad
diathesis : diátesis, predisposición a contraer ciertas enfermedades
diphtheria : difteria, infección por una bacteria muy peligrosa que afecta la garganta
diplopia : diplopía, visión doble
dipsomania : dipsomanía, alcoholismo
discoid : discoide, en forma de un disco
disease : enfermedad
disease presentation : presentación de una enfermedad, la forma en que una enfermedad se manifiesta
disease, autoimmune : enfermedad autoinmune o sea una enfermedad relacionada con reacciones inmunológicas hacia elementos del propio cuerpo.
disease, heart : enfermedad del corazón

disease, kidney : enfermedad del riñón
disease, lung : enfermedad de los pulmones
disease, mental : enfermedad mental
diseased : enfermo(a)
dislocation : dislocación, desplazamiento de un hueso de una articulación
disorder : desorden, trastorno
disorder, mental : trastorno mental
displacement : desplazamiento
disseminate : diseminación, siembra, propagación de una infección
dissociation : disociación, separación de una cosa de otra, descomposición de una molécula, ruptura de la unidad psíquica (personalidad)
distention : distensión, estiramiento excesivo de una tejido u órgano
distortion : distorsión, tergiversación(f)
diuresis : diuresis, formación y excreción de la orina

diverticulitis : diverticulitis, inflamación de un divertículo del intestino
dog bite : mordedura de perro
donor : donante, persona que otorga o da algo a una persona receptora
doping : doping, dopaje
double pneumonia : neumonía doble, pulmonía doble
Down Syndrome : Síndrome de Down
drainage : drenaje, derivación de líquidos mediante un drenaje
dropsy : hidropesía
drug addict : adicto a las drogas, adicta a las drogas
duodenal ulcer : úlcera duodenal, úlcera en la primera parte del intestino delgado
duodenitis : duodenitis, inflamación de la primera parte del intestino delgado
dust : polvo
dwarf : enano(a)
dysarthria : disartria, tartamudez, dificultad para hablar y pasar la saliva
dyscrasia : discrasia, composición alterada de la sangre

dysentery : disentería, enfermedad intestinal que causa diarrea grave con sangre
dysfunction : disfunción, perturbación del funcionamiento de un órgano
dysgenesis : disgenesia, desarrollo defectuoso
dysgeusia : disgeusia, perversión del gusto
dyskinesia : discinesia, dificultad de los movimientos
dysmenorrhea : dismenorrea, trastorno de la menstruación
dyspareunia : dispareunia, dolor durante la relación sexual
dyspepsia : dispepsia, trastorno de la digestión
dysphagia : disfagia, dificultad o imposibilidad para ingerir o tragar
dysphoria : disforia, malestar general vago e indeterminado
dysplasia : displasia, anomalía en el desarrollo de un órgano o tejido
dyspnea : disnea, dificultad en la respiración
dystonia : distonía, falta del tono o tensión normal de los músculos
dystrophy : distrofia, falta de crecimiento de un organismo o tejido
dysuria : disuria, emisión dolorosa de la orina

E

eardrum perforation : perforación del tímpano, tímpano roto
eclampsia : eclampsia, convulsiones y elevación de la presión arterial en mujeres embarazadas
ectopic : ectópico(a), que se encuentra o se produce fuera del lugar habitual
ectopic pregnancy : embarazo ectópico, embarazo fuera de la matriz
ectropion : ectropión, eversión en la comisura del párpado
eczema : eczema, enfermedad cutánea e inflamatoria que no es contagiosa
edema : edema, líquido excesivo en los tejidos
edema, pulmonary : edema pulmonar, líquido excesivo en los pulmones
effusion : efusión, derrame
emaciation : emaciación, enflaquecimiento, pérdida

extrema de la grasa corporal y el tejido muscular
embolic stroke : infarto cerebral, embolia cerebral
embolism : embolia, oclusión de un vaso por un coágulo, una placa, o el aire
embolus : embolia, coágulo u otra cosa que se aloja en un vaso sanguineo y obstruye el flujo a través del mismo
emergency : emergencia
emesis : emesis, vómito
emphysema (pulmonary) : enfisema, enfermedad pulmonar caracterizada por la destrucción de los alvéolos o células del pulmón con la formación de cavidades de aire
emphysema (tissue) : presencia de aire en tejidos corporales
empyema : empiema, acumulación de pus en una cavidad natural
enanthema : enantema, manchas rojas en las mucosas orales
encephalitis : encefalitis, inflamación del cerebro
encephalomyelitis : encefalomielitis, inflamación del cerebro y de la médula espinal
encephalopathy : encefalopatía, enfermedad que afecta el funcionamiento del cerebro
endemic : endémico, que se presenta como propio de una población
endocarditis : endocarditis, inflamación de la membrana que reviste (cubre) la parte interna del corazón
endogastritis : endogastritis, inflamación de la membrana que reviste (cubre) la parte interna del estómago
endometriosis : endometriosis, trastorno en el cual tejido similar al endometrio se forma fuera del útero
endotoxic : endotóxico(a), relativo a las endotoxinas
endotoxin : endotoxina, toxina bacteriana liberada cuando la pared de la bacteria se rompe
enlargement : agrandamiento
enlargement, heart : agrandamiento del corazón

enlargement, joint : agrandamiento de la articulación
enlargement, kidney : agrandamiento del riñón
enlargement, liver : agrandamiento del hígado
enlargement, renal : agrandamiento del riñón
enlargement, spleen : agrandamiento del bazo
enteralgia : enteralgia, dolor de los intestinos
enteritis : enteritis, inflamación del intestino delgado
enterocolitis : enterocolitis, inflamación del intestino delgado y grueso
enterogastritis : enterogastritis, inflamación del intestino delgado y grueso y del estómago
enteroplegia : enteroplejía, parálisis del intestino delgado
entropion : entropión, inversión del párpado
enuresis : enuresis, emisión involuntaria de orina en la noche
eosinophilia : eosinofilia, aumento de células eosinófilas en la sangre

epicondylitis : epicondilitis, inflamación del epicóndilo
epidemic : epidémico(a)
epidemic disease : enfermedad epidémica
epidermophitosis : epidermofitosis, infección por hongos de la piel
epididimitis : epididimitis, inflamación del epidídimo, un órgano arriba del testículo
epigastralgia : epigastralgia, dolor alrededor de estómago
epiglottiditis : epiglotitis, inflamación de la epiglotis
epilepsy : epilepsia, desorden neurológico que se manifiesta con ataques o convulsiones
epinephritis : epinefritis, inflamación del revestimiento del riñón
epipharyngitis : epifaringitis, inflamación de la parte superior de la faringe
episcleritis : episcleritis, inflamación del tejido entre la esclerótica y la conjuntiva
epistaxis : epistaxis, sangrar (v) por la nariz

epithelioma : epitelioma, tumor de la piel o de las mucosas
epitympanitis : epitimpanitis, inflamación de la porción superior del tímpano
ergotism : ergotismo, intoxicación producida por el cornezuelo
erosion : erosión, desgaste, destrucción o ulceración de un tejido
eructation : eructo, eructación
eruption (dental) : brote de un diente
eruption (skin) : erupción de la piel
erysipelas : erisipela, tipo de infección cutánea aguda
erythema : eritema, enrojecimiento de la piel
erythrasma : eritrasma, enfermedad de la piel en la que aparece una placa amarilla pardusca sobre todo en las caras internas de los muslos, las ingles y las axilas.
esophagitis : esofagitis, inflamación del esófago, una parte del tubo digestivo
etiology : etiología, causa de una enfermedad

euphoria : euforia, sensación de bienestar
evolution : evolución, cambio de un estado a un otro
exacerbation : exacerbación, empeoramiento, aumento súbito en la severidad de los síntomas
exanthema : exantema, erupción en la piel
excessive : excesivo(a), desmesurado(a)
excessive bleeding: sangrado excesivo, hemorragia desmesurada
excessive thirst: sed excesiva, sed desmesurada
excoriation : excoriación, abrasión de la parte externa de la piel
excrescence : excrecencia, protrusión de un tumor que sale de la superficie de una parte u órgano
exfoliation : exfoliación, desprendimiento en escamas o capas
exogenous : exógeno(a), por causas externas
exophthalmos : exoftalmía, propulsión del globo del ojo
exteriorization : exteriorización

extrasystole : extrasístole, latido prematuro del corazón
extravasation : extravasación, escape de sangre u otro líquido de los vasos sanguíneos
extreme : extremo(a), que está alejado
exudate : exudado, líquido que aparece en una superficie inflamada
eye strain : ojos cansados, ojos fatigados

F
farsighted : présbite, persona con la habilidad para ver lejos, persona con vision a distancia
farsightedness : presbicia, habilidad para ver lejos, vision a distancia
fasciculated : fasciculado(a)
fasciculation : fasciculación, contracción espontánea y desordenada de varias fibras de los músculos
fatal : fatal, que produce muerte
febrile : febril, relativo a la fiebre
felon : panadizo, panarizo, absceso de la falange distal de un dedo
ferriprive : ferroprivo, que carece de hierro
fester : llaga
fetal alcohol syndrome : síndrome alcohol fetal
fetal presentation : presentación fetal, la presentación del feto respecto al cuello uterino
fever, hay : fiebre de heno, una enfermedad causada por alergias
fever, rheumatic : fiebre reumática, fiebre acompañada de dolores de las articulaciones que puede dejar complicaciones cardiácas y renales
fever, scarlet : fiebre escarlatina, enfermedad contagiosa aguda caracterizada por fiebre y erupción de la piel y la lengua, causada por la bacteria estreptococo; posteriormente hay descamación de la piel y la lengua
fibrillation : fibrilación, contracciones desordenadas e ineficaces del corazón
fibroid : fibroma, tumor benigno compuesto de tejido fibroso

fibroma : fibroma, tumor benigno compuesto de tejido fibroso
fibrosis : fibrosis, aumento de tejido fibroso
fibrositis : fibrositis, inflamación del tejido conjuntivo, en particular en el área de las articulaciones
fissure : fisura, hendidura, cisura, surco
fistula : fístula, comunicación anormal entre dos órganos
flat foot : pie plano
flu : influenza, enfermedad respiratoria de origen viral
fluor albus : leucorrea, flujo blancuzco
flush : rubor, enrojecimiento
flutter : flúter, aleteo del corazón
folliculitis : foliculitis, inflamación de uno o más folículos pilosos
foot sprain : torcedura del pie, esguince del pie, rotura de un ligamento del pie
fracture : fractura, quebradura, ruptura de una parte, especialmente de un hueso
fractured : fracturado(a)

frost bite : congelamiento parcial de los dedos o las orejas
fungal infection : infección por hongos
fungus : fungus, hongo, hongos (plural)
furuncle : furúnculo, grano profundo, grano enterrado
furunculosis : furunculosis, aparición de furúnculos

G
galactorrhoea : galactorrea, eliminación espontánea de leche por el pezón
gallstones : cálculos biliares, piedras biliares
ganglion : ganglio, engrosamiento localizado en un nervio, tendon, o aponeurosis
ganglionitis : ganglionitis, inflamación de un ganglio
gangrene : gangrena, muerte local de los tejidos por falta de irrigación sanguinea adecuada
gash : cuchillada
gastralgia : gastralgia, dolor de estómago
gastric ulcer : úlcera gástrica, úlcera en el estómago

gastritis : gastritis, inflamación del estómago
gastroduodenitis : gastroduodenitis, inflamación del estómago y de la primera parte del intestino delgado
gastroenteritis : gastroenteritis, inflamación del estómago y del intestino delgado
gastronephritis : gastronefritis, inflamación del estómago y del riñón
gastrorrhagia : gastrorragia, hemorrhagia del estómago
genital problems : problemas con las partes genitales
genital warts : verrugas genitales
germ : germen, microorganismo que causa una enfermedad
giantism : gigantismo, estado de tamaño grande y anormal
gigantic : gigantesco(a)
gigantic organ: órgano gigantesco
gingivitis : gingivitis, inflamación de las encías
glandular fever : fiebre glandular; mononucleosis, que es una infección viral
glandular glaucoma : glaucoma glandular

glaucoma : glaucoma, enfermedad de los ojos con aumento de la presión intraocular
glomerulonephritis : glomerulonefritis, enfermedad renal con inflamación de los glomérulos
glossitis : glositis, inflamación de la lengua
glossodynia : glosodinia, dolor de la lengua
glutton : glotón, glotona
gluttonous : glotón(ona)

glycosuria : glucosuria, presencia de glucosa en la orina
goiter : bocio, engrosamiento de la glándula tiroides
gonococcus : gonococo
gonorrhea : gonorrea, infección de la mucosa urinaria y genital causada por actividad sexual
good prognosis : buena prognosis. buen pronóstico, buen curso probable de la enfermedad
gout : gota, podagra, enfermedad dolorosa de las articulaciones, causada por un defecto del metabolismo de ácido úrico que conlleva a la acumulación de cristales

de ácido úrico en las articulaciones
gout, in the feet : podagra, gota en los pies
grand mal seizures : ataques de gran mal, epilepsia generalizada
granulocytopenia : granulocitopenia, disminución de granulocitos en la sangre
granuloma : granuloma, tumor de tejido granular
grippe : gripe, influenza, enfermedad respiratoria de origen viral
groin glands, swollen : encordio, incordio
growth, tumor : neoplasia, crecimiento de un tumor
gynecomastia : ginecomastia, desarrollo anormal de la glándula mamaria masculina

H
halitosis : mal aliento, halitosis
harelip : hendidura
harelipped : labihendido(a)
hay fever : fiebre de heno, una enfermedad causada por alergias
head lice : piojos de la cabeza
headache : dolor de cabeza, jaqueca
headaches : dolores de cabeza, jaquecas
headaches, persistent : dolores de cabeza persistentes, cefalalgia
heart attack : ataque cardíaco, ataque de corazón, infarto de corazón
heart disease : enfermedad del corazón
heart disease, rheumatic : reumatismo del corazón, enfermedad del corazón causada por fiebre reumática con la consecuencia de daño de las válvulas cardíacas
heart failure : insuficiencia cardíaca
heart murmur : soplo del corazón, sonido anormal del corazón
heatstroke : insolación, enfermedad causada por el calor y caracterizada por dolor de cabeza, piel seca y caliente, vértigo, pulso rápido, fiebre, colapso, y confusión, dependiendo de la severidad
hematoma : hematoma, acumulación de sangre extravasada

hemeralopia : hemeralopía, ceguera de día
hemialgia : hemialgia, dolor de un lado del cuerpo
hemianopsia : hemianopsia, ceguera en la mitad del campo visual
hemicrania : hemicránea, jaqueca o dolor en la mitad de la cabeza.
hemiplegia : hemiplejía, parálisis total o parcial de un lado del cuerpo
hemolysis : hemólisis, destrucción de los glóbulos rojos
hemopathy : hemopatía, enfermedad de la sangre
hemophilia : hemofilia, enfermedad hereditaria caracterizada por una deficiencia de un factor de la coagulación
hemoptysis : hemoptisis, expulsión de sangre de los pulmones
hemorrhage : hemorragia, salida de sangre de la circulación vascular
hemorrhage, cerebral : derrame cerebral
hemorrhagic stroke : derrame cerebral
hemorrhoids : hemorroides, almorranas
hepatitis : hepatitis, inflamación del hígado
hepatitis A : hepatitis tipo A
hepatitis B : hepatitis tipo B
hepatitis C : hepatitis tipo C
hepatomegaly : hepatomegalia, aumento del tamaño del hígado
hepatotoxic : hepatotóxico(a), nocivo para las células del hígado
hepatotoxic illness : enfermedad hepatotóxica, enfermedad causada por elementos nocivos para las células del hígado
hernia : hernia, protrusión de un órgano o tejido fuera de una cavidad, generalmente por daño o debilidad de los músculos que mantienen los órganos o estructuras en su lugar (i.e., hernia inguinal, hernia de un disco vertebral)
hernia incarceration : incarceración de una hernia
herpes : herpes, infección vírica
herpes simplex : herpes simple, enfermedad viral

de la piel y de las mucosas
herpes zoster : herpes zóster, culebrilla, erupción viral y dolorosa a lo largo de un nervio
hiccups : singulto, hipo
high blood pressure : presión alta
HIV : VIH, virus que causa el SIDA
hordeolum : hordeolo, inflamación supurativa de una glándula del párpado
hormone problems : problemas con hormonas
hornet sting : picadura de avispón
human bite : mordedura humana
hydrocele : hidrocele, acumulación del líquido, en particular en la túnica vaginal del testículo
hydrocephalus : hidrocefalia, aumento de líquido en el cerebro
hydrophobia : hidrofobia, la enfermedad de rabia, sed intensa con horror al agua
hyperaldosteronism : hiperaldosteronismo, producción excesiva de aldosterona por la glándula suprarrenal

hyperalgesia : hiperalgia, sensibilidad exagerada al dolor
hypercalcemia : hipercalcemia, exceso de calcio en la sangre
hypercapnia : hipercapnia, aumento del bióxido de carbono disuelto en el plasma sanguíneo
hyperchloremia : hipercloremia, exceso de cloro en la sangre
hyperemesis : hiperemesis, vómito excesivo y persistente
hyperemia : hiperemia, exceso de sangre en los vasos de un órgano
hyperesthesia : hiperestesia, sensibilidad exagerada
hyperglycemia : hiperglicemia, nivel exagerado de glucosa en la sangre
hyperhidrosis : hiperhidrosis, sudor exagerado
hyperkalemia : hipercalemia, exceso de potasio en la sangre
hyperkeratosis : hiperqueratosis, aumento del grosor de la capa córnea de la piel

hyperkinesia : hiperquinesia, actividad motora exagerada
hyperlipidemia : hiperlipidemia, aumento de la cantidad de líquidos o grasa en la sangre
hypernatremia : hipernatremia, exceso de sodio en la sangre
hyperope : hiperópico, présbite
hyperopia : hiperopía, presbicia, habilidad para ver lejos
hyperopic : hiperopía, hiperope, présbite, présbite(a)
hyperostosis : hiperostosis, engrosamiento de un hueso
hyperplasia : hiperplasia, aumento del tamaño de un órgano o de un tejido
hyperpyrexia : hiperpirexia, fiebre extremadamente elevada
hyperreflexia : hiperreflexia, exageración de los reflejos
hypersecretion : hipersecreción, secreción exagerada de un órgano glandular
hypersensitivity : hipersensibilidad, reacción exagerada ante estímulos
hyperstimulation : estimulación exagerada
hypertension : hipertensión, aumento de la presión, en particular la presión sanguínea
hyperthermia : hipertermia, elevación de la temperatura del cuerpo
hyperthyroidism : hipertiroidismo, actividad exagerada de la glándula tiroides
hypertonia : hipertonía, tensión aumentada
hypertrichosis : hipertricosis, aumento del espesor del vello corporal
hypertrophy : hipertrofia, aumento del tamaño de un órgano o tejido
hypertrophy, prostatic : hipertrofia de la próstata, crecimiento excesivo de la próstata
hyperuricemia : hiperuricemia, exceso de ácido úrico en la sangre
hyperventilation : hiperventilación, respiración anormalmente prolongada, rápida y profunda
hypervitaminosis : hipervitaminosis, estado

causado por ingestión excesiva de vitaminas
hypervolemia : hipervolemia, aumento anormal de volumen de sangre o fluido circulante
hypoacusis : hipoacusia, disminución de la audición
hypocalcemia : hipocalcemia, nivel bajo de calcio en la sangre
hypochloremia : hipocloremia, nivel bajo de cloro en la sangre
hypochondria : hipocondría, excesiva preocupación por la salud personal
hypochondriac : hipocondríaco, hipocondríaca
hypoglycemia : hipoglicemia, nivel bajo de glucosa en la sangre
hypogonadism : hipogonadismo, desarrollo sexual insuficiente
hypokalemia : hipocalemia, nivel bajo de potasio en la sangre
hypomania : hipomanía, forma moderada de la manía, que es una enfermedad emocional caracterizada por excitación excesiva, reacciones emocionales exageradas y exceso de actividad física
hyponatremia : hiponatremia, nivel bajo de sodio en la sangre
hypoplasia : hipoplasia, desarrollo insuficiente de un órgano o tejido
hypotension : hipotensión, presión anormalmente baja, en particular la presión sanguínea
hypotensive : hipotenso(a), caracterizado por presión baja
hypotensive problem : problema hipotensivo, problema caracterizado por presión baja
hypothermia : hipotermia, temperatura corporal baja
hypothyroidism : hipotiroidismo, actividad insuficiente de la glándula tiroides
hypotonia : hipotonía, tono muscular disminuido
hypotrophy : hipotrofia, disminución del tamaño de un órgano o tejido
hypouricemia : hipouricemia, nivel bajo de ácido úrico en la sangre

hypoventilation : hipoventilación, disminución del volumen de aire que entra en los pulmones
hypovitaminosis : hipovitaminosis, carencia de una o más vitaminas esenciales
hypovolemia : hipovolemia, disminución de la cantidad de sangre o fluido circulante
hypoxemia : hipoxemia, contenido bajo de oxígeno en la sangre
hypoxia : hipoxia, disminución en el suministro de oxígeno a los tejidos

I

ichthyosis : ictiosis, trastorno congénito de la piel que la hace seca y escamosa
icterus : ictericia, exceso de bilirrubina en la sangre
ileitis : ileítis, inflamación del íleon, la última parte del intestino delgado
ileus : íleo, obstrucción o parálisis intestinal
illness : enfermedad
illness, acute : enfermedad aguda
illness, autoimmune : enfermedad autoinmune o sea una enfermedad relacionada con reacciones inmunológicas hacia elementos del propio cuerpo
illness, chronic : enfermedad crónica, enfermedad de larga duración
illness, mental : enfermedad mental
immaturity : inmadurez, estado de no haber alcanzado su desarrollo pleno
impaction : impactación, exceso de excremento con obstrucción en el recto o la condición de cualquier objeto de estar alojado en un espacio limitado
impetigo : impétigo, infección purulenta de la piel con vesículas y costras
impotence : impotencia, falta del poder de erección o eyaculación en el hombre
impotent : impotente
incarceration : incarceración, enclavamiento anormal
incarceration, hernia : incarceración de una hernia

incontinence : incontinencia, incapacidad de controlar el excremento o la orina
incurable : incurable
incurable problem : problema incurable, enfermedad sin tratamiento
indicating : indicativo (part)
indisposition : indisposición, enfermedad pasajera
induration : induración, endurecimiento, punto o lugar anormalmente duros
infantile paralysis : parálisis infantil, parálisis del bebé
infarct : infarto, muerte de un área de tejido
infarction : infarto, muerte de un área de tejido
infarction, cardiac : infarto de corazón, muerte de un área del corazón
infarction, cerebral : infarto cerebral, embolia cerebral, muerte de un área del cerebro
infarction, myocardial : infarto de miocardio, infarto del corazón, muerte de un área del corazón
infarctions : infartos
infarcts : infartos
infaust : infausto(a), desfavorable, que evoluciona hacia la muerte
infection : infección, invasión de un tejido por microorganismos patógenos
infection, fungal : infección por hongos
infection, kidney : infección de los riñones
infection, skin : infección de la piel
infection, urinary tract : infección de la orina, infección del tracto urinario
infection, yeast : infección por hongos
infectious : infeccioso(a)
infestation : infestación, invasión del cuerpo por microorganismos, en particular parásitos
infested : infestado(a)
infiltration : infiltración, la acumulación de sustancias no habituales o en cantidades excesivas en un tejido
inflamed spleen : bazo inflamado
inflammation of the thyroid gland : inflamación de la glándula tiroidea

influenza : influenza, gripe, enfermedad viral
injury : herida, lesión
inoperable : inoperable, no curable mediante una operación
insanity : locura, demencia, amencia
insect sting : picadura de insecto
insomnia : insomnio, incapacidad de dormir
insufficiency : insuficiencia, función inadecuada de un órgano o sistema
insult : insulto, ataque
intention tremor : temblor intencional, temblor que aparece al intentar efectuar un movimiento
intermittent fever : fiebre intermitente
intertrigo : intertrigo, reacción inflamatoria de los pliegues cutáneos
intestinal polyp : pólipo del intestino, protuberancia que se desarrolla en el revestimiento interno del intestino
intestinal worm : lombriz intestinal
intoxication : intoxicación, envenenamiento

invasive : invasivo(a), que penetra, que invade
invasive problem : problema invasivo, problema que penetra o que invade
involution : involución, degradación y pérdida funcional de los órganos
iridocyclitis : iridociclitis, inflamación del iris y del cuerpo ciliar
iritis : iritis, inflamación del iris
irreversible : irreversible, sin retorno
irreversible problem : problema irreversible, problema sin retorno
irritation : irritación, sobreexcitación, sensibilidad exagerada
ischemia : isquemia, deficiencia de oxígeno en una zona por disminución del flujo de sangre
ivy, poison : hiedra venenosa

J
jaundice : ictericia, exceso de bilirrubina en la sangre
joint enlargement : agrandamiento de la articulación

K

keloid : queloide, cicatriz engrosada y elevada
keratitis : queratitis, inflamación de la córnea del ojo
keratoconjunctivitis : queratoconjuntivitis, inflamación de la córnea y de la conjuntiva del ojo
ketoacidosis : cetoacidosis, exceso de ácidos y cuerpos cetónicos en la sangre
kidney disease : enfermedad del riñón
kidney enlargement : agrandamiento del riñón
kidney infection : infección de los riñones
kleptomania : cleptomanía, deseo incontrolable de robar
koilonychia : coiloniquia, uña en forma de cuchara

L

labile : lábil, inestable, fácilmente modificable o alterable
labile problem : problema lábil, problema inestable, problema fácilmente modificable y alterable
laceration : laceración, herida desgarrada
lame : lisiado(a)
languid : lánguido(a), caído(a)
laryngitis : laringitis, inflamación de la laringe
lassitude : lasitud, debilidad, cansancio, agotamiento, fatiga
lenticular : lenticular, con forma de lente
lenticular laceration: laceración lenticular, laceración en forma de un lente
leprosy : lepra, enfermedad infecciosa causada por un bacilo y caracterizada por lesiones de la piel
lesion : lesión, daño, desperfecto
lethal : letal, mortal
leukemia : leucemia, cáncer de la sangre
leukocytic : leucocítico(a), perteneciente o relativo a los glóbulos blancos de la sangre
leukocytosis : leucocitosis, incremento del número de glóbulos blancos en la sangre
leukopenia : leucopenia, reducción del número de glóbulos blancos en la sangre

leukoplakia : leucoplaquia, formación de manchas blancas en las mucosas
leukorrhea : leucorrea, secreción anormal de flujo blanquecino por la vagina
lice, head : piojos de la cabeza
lice, pubic : piojos púbicos, piojos pegadizos, ladillas púbicas
lichenification : liquenificación, engrosamiento de ciertas capas de la piel
ligament, torn : desgarro
lipodystrophy : lipodistrofia, alteración en el metabolismo de las grasas
livedo : livedo, mancha, alteración de color de la piel
liver enlargement : agrandamiento del hígado
low blood pressure : presión baja
luetic : luético(a), sifilítico
luetic problem : problema luético, problema sifilítico, problema que tiene una relación con la sífilis
lumbago : lumbago, dolor de la parte inferior (lumbar) de la columna vertebral, espalda baja
lump : nódulo, bolita, bulto
lung disease : enfermedad de los pulmones
lupus : lupus, enfermedad crónica y autoinmune (que es una reacción inmunológica alterada del cuerpo contra sí mismo), con afección y daño a múltiples órganos debido a una respuesta inflamatoria anormal
luxation : luxación, desplazamiento de los huesos de una articulación
lymphadenopathy : linfadenopatía, tumefacción de uno o más ganglios linfáticos
lymphangitis : linfangitis, inflamación de los vasos linfáticos
lymphoma : linfoma, tumor maligno originado en el tejido linfoide
lytic : lítico, que concierne o influye en la destrucción de la célula

M
maceration : maceración, hinchazón o ablandamiento por contacto con líquidos

macular degeneration : degeneración de la mácula, que es una zona amarillenta en el centro de la retina
maculopapular : maculopapular, consistente en manchas y pápulas
malabsorption : malabsorción, trastorno de la absorción intestinal de nutrientes
malady : mal
malaise : malestar, estado de la carencia de energía e indisposición
malaria : malaria, paludismo, enfermedad causada por un parásito que invade las células rojas de la sangre, transmitido por la picadura de un mosquito
malarial fever : fiebre palúdica
malformation : malformación, mal desarrollo
malignant : maligno, pernicioso(a), de evolución fatal
malnutrition : malnutrición, desnutrición
malta fever : fiebre de Malta, brucelosis, fiebre del mediterráneo, o fiebre ondulante, que es una infección por una bacteria que se contrae por contacto con vacas
mania : manía, enfermedad mental caracterizada por una excitación emocional excesiva, exceso de actividad física y ansiedad
manic : maníaco(a), relativo a una manía
manifest : manifiesto(a), ostensible
manifestation : manifestación
manifestation of a disease : manifestación de una enfermedad, exteriorización de una enfermedad o un proceso patológico
marasmus : marasmo, emaciación excesiva, malnutrición excesiva
mark, stretch : estría
masochism : masoquismo, condición en que se experimenta placer por abuso infligido a sí mismo(a)
mastalgia : mastalgia, mastodinia, dolor en los pechos, dolor en las mamas
mastitis : mastitis, inflamación de la glándula mamaria

mastodynia : mastodinia, dolor de mama, dolor de senos, dolor de pechos
mastoiditis : mastoiditis, inflamación de la apófisis mastoides en el oído
measles : sarampión, enfermedad contagiosa causada por un virus
mediterranean fever : fiebre del mediterráneo, fiebre de Malta, brucelosis, o fiebre ondulante, que es una infección por una bacteria que se contrae por contacto con vacas
megacolon : megacolon, colon anormalmente grande o dilatado
megalomania : megalomanía, delirio de grandeza
melanoma : melanoma, tumor, generalmente maligno, de la piel o las mucosas
melanosis : melanosis, coloración superficial, oscura de la piel o las mucosas
menopause : menopausia, cesación de la menstruación en la mujer
menorrhagia : menorragia, menstruación anormalmente prolongada y abundante
menometrorrhagia : menometrorragia, menstruación anormalmente prolongada, abundante y fuera del periodo menstrual normal
mental disease : enfermedad mental
mental disorder : trastorno mental
mental illness : enfermedad mental
metaplasia : metaplasia, proceso de transformación de las células o los tejidos
metastasis : metástasis, aparición de un cáncer o un foco patológico a distancia del foco primario (tumor original)
meteorism : meteorismo, presencia de gas en el vientre o intestino
methemoglobinemia : metahemoglobinemia, presencia de metahemoglobina en la sangre
metrorrhagia : metrorragia, sangrado vaginal fuera del periodo menstrual normal
microbe : microbio, microorganismo

microsporum : microsporum, hongo que causa dermatofitosis
migraine : migraña
miscarriage : malparto, aborto natural, aborto involuntario, aborto espontáneo
mole : lunar, mancha elevada
monomania : monomanía, obsesión por una idea
mononucleosis : mononucleosis, infección viral con leucocitosis mononuclear, o sea que hay un incremento en el número de leucocitos mononucleares en la sangre
morbidity : morbidez, estado de enfermedad
morbility : morbilidad, número total de enfermos en una poblacion o por una causa particular
moribund : moribundo(a), agonizante
morning sickness : asco, basca, la náusea que se presenta en las mañanas en el embarazo
mortality : mortalidad, número de muertes en una población en un periodo de tiempo

mucopurulent : mucopurulento, que contiene moco y pus
multiple sclerosis : esclerosis múltiple, enfermedad progresiva lenta de los nervios, causada por la pérdida de mielina que cubre las fibras nerviosas
multiplication : multiplicación
mumps : paperas, enfermedad contagiosa caracterizada por inflamación de las glándulas parótidas
murmur, heart : soplo del corazón, sonido anormal del corazón
mutation : mutación, cambio en el material genético
mutism : mutismo, incapacidad de hablar
myalgia : mialgia, dolor de un músculo o varios músculos
myasthenia : miastenia, debilidad o fatiga musculares anormales
mycobacterium : micobacteria, tipo de bacteria
mycobacterium infection: infección por micobacteria, especie de bacteria en la forma de

bastoncillo que causa la tuberculosis y la lepra
mycosis : micosis, enfermedad causada por hongos
mycotic : micótico, producido por hongos, relativo a las enfermedades por hongos
myelitis : mielitis, inflamación de la espina dorsal
myeloma : mieloma, tumor maligno de la médula ósea
myelomatosis : mielomatosis, cáncer de la médula ósea
myelosuppression : mielosupresión, supresión de la actividad de la médula ósea
myocardial infarction : infarto del miocardio, infarto del corazón, muerte de un área del corazón
myocarditis : miocarditis, inflamación del miocardio
myopathy : miopatía, enfermedad muscular
myopia : miopía, dificultad para la visión de lejos
myopic : miopía, miope, persona con dificultad para la vision lejana
myositis : miositis, inflamación de un músculo voluntario

N

natriuresis : natriuresis, excreción de cantidades anormales de sodio en la orina
nearsighted : miope, dificultad para la visión lejana
nearsightedness : miopía, dificultad para la visión lejana
necrolysis : necrólisis, separación y exfoliación al tejido a causa de la muerte de las células
necrosis : necrosis, muerte celular
neoplasia : neoplasia, formación de neoplasmas
neoplasm : neoplasma, desarrollo anormal de tejido nuevo como un tumor
neoplastic : neoplásico(a), relativo a un cáncer, cualquier crecimiento nuevo y anormal
nephritis : nefritis, inflamación del riñón
nephrolith : nefrolito, piedra del riñón

nephropathy : nefropatía, enfermedad del riñón
nephrotic : nefrótico(a), relativo a una enfermedad del riñón
nephrotic syndrome : síndrome nefrótico, síndrome relativo a una enfermedad del riñón y caracterizada por la pérdida excesiva de proteínas en la orina
nephrotoxic : nefrotóxico(a), que es tóxico para el riñón
nephrotoxic problem : problema nefrotóxico, problema que es tóxico para el riñón
nervous disorder : desorden nervioso
nervous strain : tensión nerviosa
neuralgia : neuralgia, dolor en el trayecto de los nervios
neuritis : neuritis, inflamación de un nervio
neurodermatitis : neurodermatitis, enfermedad de la piel con liquenificación, o sea la aparición de erupciones con pápulas
neuropathy : neuropatía, enfermedad nerviosa
neurosis : neurosis, enfermedad emocional que se manifiesta con ansiedad
neurotic : neurótico, relativo a la neurosis
neurovegetative : neurovegetativo(a), perteneciente o relativo al sistema nervioso vegetativo
neutropenia : neutropenia, disminución del número de leucocitos neutrófilos en la sangre
nidus : nidal, punto de desarrollo de un proceso patológico
nocturia : nicturia, emisión frecuente de orina durante la noche
nodose : nodular, caracterizado por la aparición de pequeños nódulos sólidos
nodular : nodular, caracterizado por nudos
nodule : nódulo, bolita, bulto
normotensive : normotenso(a), que tiene presión normal
normotensive blood pressure : presión normotensa, presión normal
nosocomial : nosocomial, relacionado

con un hospital (nosocomio) o una hospitalización
noxious : nocivo(a)
nummular : numular, en forma de moneda, en forma de disco
nymphomania : ninfomanía, deseo sexual mórbido en una mujer
nymphomaniac : ninfómana, mujer con un deseo sexual mórbido
nystagmus : nistagmo, movimiento rápido e involuntario del globo ocular

O

oak, poison : roble venenoso, zumaque venenoso
obese : obeso(a), gordo(a)
obesity : obesidad, exceso de peso corporal por acumulación de grasa
obstipation : constipación, estreñimiento
obstruction : obstrucción, acción y efecto de bloquear o taponar
occlusion : oclusión, obstrucción, cierre
occlusion, arterial : oclusión de una arteria, obstrucción de una arteria, cierre de una arteria
occlusion, retinal artery : oclusión de la arteria retiniana, obstrucción de la arteria retiniana, cierre de la arteria retiniana
occlusion, retinal vein : oclusión de la vena retiniana, obstrucción de la vena retiniana, cierre de la vena retiniana
occlusion, venous : oclusión de una vena, obstrucción de una vena, cierre de una vena
occult : oculto(a), escondido(a)
oligomenorrhoea : oligomenorrea, menstruación poco abundante
oliguria : oliguria, emisión escasa de orina
one-eyed : tuerto(a)
ooze : cieno, supuración, que es material amarillento que puede estar mezclado con sangre
ophidiophobia : ofidiofobia, miedo mórbido a las culebras
ophthalmia : oftalmía, inflamación interna del ojo
opisthotonos : opistótonos, espasmo violento de la columna

vertebral que se contrae en un arco, quedando el cuerpo apoyado sobre la cabeza y los talones
opportunistic : oportunista a(f), relativo a microorganismos que producen enfermedad solamente cuando las defensas del individuo están bajas
orbital cellulitis : celulitis orbital, inflamación del tejido alrededor del ojo
orchitis : orquitis, inflamación de un testículo
orthostatic : ortostático(a), relativo a la posición del cuerpo
orthostatic blood pressure : presión ortostática, cambios en la presión relativos a la posición del cuerpo
osteitis : osteítis, inflamación del tejido óseo
osteoarthritis : osteoartritis, inflamación degenerativa de las articulaciones
osteodystrophy : osteodistrofia, distrofia de los huesos con la formación defectuosa del hueso
osteolysis : osteólisis, destrucción o muerte del hueso
osteomalacia : osteomalacia, ablandamiento de los huesos
osteomyelitis : osteomielitis, inflamación de la médula ósea
osteoporosis : osteoporosis, desmineralización de los huesos
otitis : otitis, inflamación del oído
otorrhea : otorrea, derrame o salida de fluido del oído
otosclerosis : otosclerosis, enfermedad del laberinto óseo del oído
ovarian cyst : quiste en los ovarios
over-weight condition : condición de sobrepeso

P
palate, cleft : paladar hendido
pale-faced person : pálido(adj), paliducho
pallor : palidez
palpable : palpable
palsy : parálisis, perlesía
palsy, cerebral : diplejía espástica, parálisis cerebral

pancreatitis : pancreatitis, inflamación del páncreas
pancytopenia : pancitopenia, deficiencia de todos los tipos de células sanguíneas
panniculitis : paniculitis, reacción inflamatoria de la grasa debajo de la piel
papillary : papilar, en forma de papila o verruga
papilledema : papiledema, hinchazón de la papila óptica
papillitis : papilitis, inflamación de una papilla
papule : pápula, pequeña elevación sólida y circunscrita de la piel
paradoxical : paradójico(a), contradictorio(a)
paralysis : parálisis
paralysis, cerebral : parálisis cerebral, diplejía espástica
paralysis, infantile : parálisis infantil, parálisis del bebé
paranoia : paranoia, condición mental caracterizada por sentimientos de persecución y muchas veces delirios de grandeza también

paraplegia : paraplejía, parálisis de las piernas y parte inferior del cuerpo
parasite : parásito, organismo que vive a expensa de otro organismo
parasitic : parasitario(a), referente a los organismos que viven a expensas de otro organismo
paratyphoid : paratifoidea
paratyphoid fever : fiebre paratifoidea, enfermedad infecciosa de los intestinos que se manifiesta con fiebre, postración, diarrea, dolor de cabeza, la presencia de gas en los intestinos, una carencia de energía y malestar general
paresis : paresia, forma leve de parálisis
paresthesia : parestesia, sensación anormal en una parte del cuerpo con sensación de pinchazos u hormigueo en la piel
Parkinsonism : Parkinsonismo, síntomas a la enfermedad de Parkinson
Parkinson's disease : enfermedad de Parkinson, enfermedad de Parkinson, una enfermedad

caracterizada por la degeneración de un grupo de células cerebrales y que se manifiesta con debilidad muscular progresiva, temblores, demencia, y problemas con el habla, la marcha, la postura y la pérdida de la expresión facial
paronychia : paroniquia, inflamación del área adyacente de la uña
parotiditis : parotiditis, inflamación de la glándula salival
parotitis : parotiditis, inflamación de la glándula salival
paroxysmal : paroxístico(a), crisis de aparición brusca
pathogen : patógeno, organismo que causa enfermedad
pattern : patrón, diseño, dibujo
pediculosis : pediculosis, infestación humana por piojos
pellagra : pelagra, enfermedad causada por la carencia de niacina y caracterizada por trastornos gastrointestinales, mentales, y de la piel

pemphigus : pénfigo, enfermedad grave de la piel caracterizada por vesículas, ampollas y erosiones
penetration : penetración
penile cyst : quiste en el pene
peptic ulcer : úlcera péptica, úlcera causada en parte por la acción del jugo gástrico
perforation : perforación, acción de atravesar una parte
perforation, eardrum : perforación del tímpano, tímpano roto
periarthritis : periartritis, inflamación de los tejidos que rodean una articulación
pericarditis : pericarditis, inflamación de la envoltura del corazón
periostitis : periostitis, inflamación de la membrana fibrosa y gruesa que cubre los huesos
peritonitis : peritonitis, inflamación de la envoltura abdominal
permanent : permanente, que continúa existiendo

pernicious : pernicioso(a), peligroso(a), aniquilante, grave, maligno(a)
pernicious condition : condición perniciosa, condición peligrosa
persistent : persistente, perseverante
persistent fever : fiebre persistente
persistent headaches : dolores de cabeza persistentes, cefalalgia
pertussis (whooping cough) : pertussis, tosferina, o sea una infección causada por una bacteria muy peligrosa que provoca accesos intensos de tos
perversion : perversión, desviación (en particular, sexual)
petechiae : petequia, manchas hemorrágicas, puntitos rojos purpúreos que aparecen en la piel
petit mal : epilepsia pequeño mal, tipo de epilepsia que se caracteriza por crisis de ausencia con mínimas o inexistentes manifestaciones musculares como ataques tónico clónicos

pharyngitis : faringitis, inflamación de la garganta
phenomenon : fenómeno, manifestación, signo
phlebitis : flebitis, inflamación de las paredes de una vena
phlegmon : flemón, inflamación difusa de los tejidos subcutáneos
photosensitization : foto sensibilización, reacción anormal de la piel a la luz
phthisis : tisis, tuberculosis de los pulmones
piles : hemorroides, almorranas
pimples : granitos, barros, acné
pinch : pizca
pinkeye : oftalmía contagiosa, oftalmía rosada, conjuntivitis
pityriasis : pitiriasis, dermatosis que produce cambios de coloración y descamación de la piel en pequeñas laminillas
pityriasis alba : pitiriasis alba, que es una dermatosis que produce manchas blancas y pápulas en el tronco y las extremidades y en la cara.
pityriasis rosea : pitiriasis rósea, que es una

dermatosis que produce manchas y pápulas rosadas en el tronco y las extremidades y raramente, en la cara
plague : plaga, infección epidémica causada por la picadura de pulgas de ratas
plan : plan, proyecto
plaque : placa, sustancia que se adhiere a la superficie de los dientes, la piel, membranas mucosas, o las paredes de arterias
plaque, dental : placa dental, sarro
pleurisy : pleuresía, dolor torácico producido por inflamación de la pleura, la membrana que envuelve los pulmones y la cavidad torácica
pleuritis : pleuritis, inflamación de la pleura, que es la membrana que reviste los pulmones y la cavidad torácica
PMS : SPM, síndrome de tensión premenstrual
pneumonia : neumonía, pulmonía, enfermedad infecciosa de los pulmones con acumulación de material purulento en los alvéolos del pulmón (células pulmonares normalmente llenas de aire)
pneumonia, double : neumonía doble, pulmonía doble, en que la infección afecta los dos pulmones
pneumopathy : neumopatía, enfermedad del pulmón
pock : viruela, pústula, postilla, marca en la piel generalmente causada por acné o varicela
pockmarked : marcas de acné, marcas de viruelas
podagra : podagra, gota en los pies, enfermedad dolorosa de los pies, causada por un defecto del metabolismo del ácido úrico resultante en acumulación de cristales de ácido úrico en algunas articulaciones, frecuentemente en el dedo gordo del pie
poison : veneno, venenoso(a), tóxico
poison ivy : hiedra venenosa
poison oak : roble venenoso, zumaque venenoso
poison sumac : zumaque venenoso

poisoning : envenenamiento
poisonous : venenoso(a), ponzoñoso(a), tóxico(a)
poisonous condition : condición venenosa, condición ponzoñosa, condición tóxica
polio : poliomielitis, enfermedad contagiosa e inflamatoria que ataca la sustancia gris de la médula espinal del sistema nervioso y causa parálisis
poliomyelitis : poliomielitis, enfermedad contagiosa e inflamatoria que ataca la sustancia gris de la médula espinal del sistema nervioso y causa parálisis
pollen : polen
pollen allergy : reacción alérgica al polen
polyarthritis : poliartritis, inflamación de varias articulaciones simultáneamente
polyneuritis : polineuritis, inflamación de muchos nervios simultáneamente
polyp : pólipo, protuberancia que se desarrolla en una membrana mucosa
polyp, intestinal : pólipo del intestino, protuberancia que se desarrolla en el revestimiento interno del intestino
polyp, uterine : pólipo del útero, protuberancia que se desarrolla en el revestimiento interno del útero
poor prognosis : mala prognosis, mal pronóstico, mal curso probable de la enfermedad
porphyria : porfiria, trastorno del metabolismo de las porfirinas que causa trastornos psiquiátricos y físicos
potential : potencial, probable, con posibilidades
preclinical : preclínico(a), que ocurre antes que la enfermedad se manifieste
predisposition : predisposición, susceptibilidad latente del organismo hacia una enfermedad
preeclampsia : preeclampsia, síntomas que preceden a las convulsiones eclámpticas
pregnancy, ectopic : embarazo ectópico,

embarazo fuera de la matriz
premature : prematuro(a), que se produce antes de tiempo
premature birth : nacimiento prematuro o un nacimiento que se produce antes de tiempo, antes que el embarazo llegue a su término
premenstrual tension : tensión premenstrual
presbyope : présbite, persona con la habilidad para visión lejana, persona que puede ver de lejos
presbyopia : presbicia, habilidad para ver lejos
presbyopic : présbite(a), persona présbite
presentation : presentación, presentación de cualquier cosa o enfermedad; pero en particular, la presentación del feto con respecto al cuello uterino
presentation, disease : presentación de una enfermedad, la forma en que una enfermedad se manifiesta
presentation, fetal : presentación fetal, la presentación del feto respecto al cuello uterino

prevention : prevención, medidas destinadas a evitar enfermedades o acciones
priapism : priapismo, erección anormal y persistente
prickly heat : salpullido, sarpullido de calor
primary : primario(a), principal, primero(a)
primary cancer : cáncer primario, cáncer principal
proctitis : proctitis, inflamación del recto
prognosis : prognosis, pronóstico
prognosis, good : buena prognosis, buen pronóstico, buen curso probable de la enfermedad
prognosis, poor : mala prognosis, mal pronóstico, mal curso probable de la enfermedad
progressive : progresivo(a), continuado(a), que avanza
prolapse : prolapso, caída, acción de colgar de una parte
prolapse, rectal : prolapso del recto, caída del recto
prolapse, uterine : prolapso del útero, caída del útero, caída de la matriz

proliferation : proliferación, reproducción, multiplicación
prophylaxis : profilaxis, prevención
proptosis : proptosis, protrusión anormal del globo ocular
prostatic hypertrophy : hipertrofia de la próstata, crecimiento excesivo de la próstata
prostatism : prostatismo, compresión y obstrucción de la uretra por la próstata
prostatitis : prostatitis, inflamación de la próstata
prostration : postración, debilidad
protozoon : protozoos, organismos unicelulares como los parásitos
protrusion : protrusión, parte u órgano que sobresale
pruritic : prurítico, relativo al prurito
pruritic disease : enfermedad pruriginosa, enfermedad de la piel caracterizada por picazón
pruritis : prurito, enfermedad de la piel caracterizada por picazón
pseudomembranous : seudomembranosa, membrana falsa
pseudomembranous disease : enfermedad seudomembranosa, enfermedad donde se forma una membrana falsa
pseudotumor : seudotumor, tumor que se parece a un neoplasma pero no es un verdadero tumor
psittacosis : psittacosis, enfermedad infecciosa de las aves que puede contagiarse a los humanos y produce dolor de cabeza, fiebre, náusea, sangrado por la nariz y un tipo de bronconeumonía
psoriasis : psoriasis, soriasis, una enfermedad de la piel caracterizada por la formación de placas escamosas, muy resecas e inflamadas
psychogenic : psicógeno(a), que tiene un origen emocional o psicológico
psycholeptic : psicoléptico, fármaco con efecto sedante
psychoneurotic : psiconeurótico(a), una enfermedad mental que no es grave
psychopath : psicópata, persona que tiene una

tendencia anormal de tipo sexual o criminal
psychopathic : psicopático(a)
psychosis : psicosis, sicosis, trastorno mental grave
psychotic : sicótico(a), psicótico(a)
psychotic disease : enfermedad psicótica, enfermedad mental y grave
ptosis : ptosis, caída de un órgano, en particular del párpado
pubic lice : piojos púbicos, piojos pegadizos, ladillas púbicas
pulmonary edema : edema pulmonar, acumulación anormal del líquido en los tejidos de los pulmones
puncture : punción, un agujero en un órgano o tejido
purpura : púrpura, hemorragia capilar
purulent : purulento(a), que contiene o produce pus
pus : pus, líquido que se forma por supuración que es amarillo y espeso
pustular : pustuloso(a), relativo a pus

pustular lesion : lesión pustulosa, lesión que contiene y produce pus
pustule : grano, pústula
pyelitis : pielitis, inflamación de pelvis renal
pyelonephritis : pielonefritis, inflamación conjunta del riñón y de la pelvis renal
pyoderma : piodermia, cualquier enfermedad purulenta de la piel
pyogenic : piógeno(a), productor de pus
pyorrhea : piorrea, encías purulentas, flujo purulento; en particular, peridontitis
pyrexia : pirexia, fiebre
pyrogenic : pirógeno(a), que produce fiebre
pyromania : piromanía, manía incendiaria, la obsesión anormal con el fuego
pyrophobia : pirofobia, terror irracional al fuego

Q
quiescent : quieto(a), silencioso

R
rabies : rabia, hidrofobia, enfermedad muy grave causada por un virus y

transmitida por la mordedura de un murciélago, un perro u otro mamífero
rat bite : mordedura de rata
rat bite fever : fiebre por la mordedura de una rata
Raynaud's phenomenon : fenómeno de Raynaud, caracterizado por el amoratamiento de las manos al sumergirlas en agua fría como resultado de una constricción anormal de los vasos
reabsorption : reabsorción
reaction, conversion : reacción de conversión, transformación de las emociones en manifestaciones físicas, corporales

receded : retrocedido(a) retraído(adj)
receding hairline : entradas de la línea del cabello
recidivist : reincidente, persona que repite actos delictivos
recipient : persona receptora, persona que recibe algo, como una transfusión, un órgano o un tejido, de un donante

rectal prolapse : prolapso del recto, caída del recto
recuperation : recuperación, acción y efecto de recobrar la salud y la fuerza
recurrent : recurrente, que vuelve, que retorna
recurrent fever : fiebre recurrente
recurrent problem : problema recurrente, problema que vuelve, problema que retorna
reflux : reflujo, flujo de retorno
regression : regresión, retorno a un estado o etapa anterior
regression of the illness : regresión de la enfermedad, retorno al estado de la enfermedad anterior
reinfection : reinfección, nueva infección por el mismo agente
relapse : recaída
remission : remisión, disminución temporal de los síntomas de una enfermedad
renal enlargement : agrandamiento del riñón
residual : residual, que resta o queda

resistant : resistente, que no responde a determinados medicamentos, no le hace efecto
resorption : resorción, absorción de agua y de solutos por las células
restless legs : piernas inquietas, sensación de incomodidad en las piernas
retention : retención, acumulación de una sustancia dentro del cuerpo
retinal artery occlusion : oclusión de la arteria retiniana, obstrucción de la arteria retiniana, cierre de la arteria retiniana
retinal vein occlusion : oclusión de la vena retiniana, obstrucción de la vena retiniana, cierre de la vena retiniana
retinitis : retinitis, enfermedad inflamatoria de la retina
retinopathy : retinopatía, enfermedad no inflamatoria de la retina, en contraposición con la retinitis
retinopathy, diabetic : retinopatía diabética
reversible : reversible, que puede desaparecer totalmente al suprimirse la causa
revulsive : revulsivo(a), que provoca una irritación
rhagades : rágades, fisura, grieta, escara lineal en la unión de la piel y la membrana mucosa de los labios
rheumatic fever : fiebre reumática, fiebre acompañada de dolores de las articulaciones que puede dejar complicaciones cardíacas y renales, sobre todo daño a los válvulas cardíacas
rheumatic heart disease : reumatismo del corazón, enfermedad del corazón causada por la fiebre reumática con la consecuencia de daño a las válvulas
rheumatism : reumatismo, enfermedad crónica caracterizada por inflamación de las articulaciones y que resulta en dolor
rheumatoid : reumatoide, que se asemeja al reumatismo
rhinitis : rinitis, inflamación de la mucosa nasal
rhinopharyngitis : rinofaringitis, inflamación

de la mucosa nasal y de la faringe, inflamación de la mucosa nasal y de la garganta
rhinorrhea : rinorrea, secreción excesiva de moco por la nariz
rhonchus : roncus, ronquido, sonido, en particular en los pulmones, causado por inflamación y el cierre parcial de los bronquios
Rickets : raquitismo, enfermedad causada por la carencia de calcio, vitamina D, y fósforo y que resulta en un mal desarrollo de los huesos
rickettsia : rickettsia, tipo de microorganismos transmitidos a humanos a través piojos, pulgas, ratones, y garrapatas
rigidity : rigidez, inflexibilidad
risk factor : factor de riesgo
risk patient : paciente de riesgo, paciente en quien se puede esperar una consecuencia peligrosa
Rocky Mountain spotted fever : fiebre manchada de las Montañas Rocosas, enfermedad muy grave causada por una rickettsia, que es transmitida a través de la mordida de una garrapata y caracterizada por dolor de cabeza, fiebre y erupciones de la piel
rosacea : rosácea, enfermedad de la piel con una dilatación de los folículos de la nariz y las mejillas con apariencia de acné
roseola : roséola, enfermedad eruptiva de la piel, caracterizada por manchas rosáceas y fiebre alto que afecta principalmente a infantes
roseola, epidemic (rubella) : rubéola sarampión alemán, enfermedad causada por un virus y que resulta en manchas rosáceas y agrandamiento de los ganglios linfáticos; durante el embarazo esta enfermedad puede causar serias anormalidades en el feto
rubella : rubéola, sarampión alemán, enfermedad causada por un virus y que resulta en manchas rosáceas y agrandamiento de los ganglios linfáticos; durante el embarazo esta enfermedad puede causar

serias anormalidades en el feto
rupture : ruptura, rotura, hernia, reventón, desgarro de tejidos o de un órgano

S

salicylism : salicilismo, abuso crónico de medicamentos que contienen salicilatos
salpingitis : salpingitis, inflamación de la trompa uterine
saprophyte : saprófito, microorganismo que vive a expensas de materias orgánicas en descomposición
sarcoma : sarcoma, tipo de tumor maligno que es formado por tejido conectivo
scab : postilla, costra causada por una coagulación de sangre, pus y suero
scabies : escabiosis, sarna, sarcoptiosis, erupción de la piel, pruriginosa, causada por un ácaro
scar : cicatriz
scarlatina : escarlatina, enfermedad contagiosa aguda caracterizada por fiebre y erupción de la piel y la lengua, causada por la bacteria estreptococo; posteriormente hay descamación de la piel y la lengua
scarlet fever : fiebre escarlatina, enfermedad contagiosa aguda caracterizada por fiebre y erupción de la piel y la lengua, causada por la bacteria estreptococo; posteriormente hay descamación de la piel y la lengua
schizophrenia : esquizofrenia, enfermedad mental que presenta ambivalencia, alucinaciones y pérdida del contacto con la realidad
schizophrenic : esquizofrénico(a)
sciatica : ciática, dolor que abarca de la espalda a la parte posterior de las piernas y llega hasta el pie
scleritis : escleritis, inflamación de la esclerótica
sclerosis : esclerosis, induración progresiva de un tejido
sclerosis, multiple : esclerosis múltiple, enfermedad progresiva lenta de los nervios

causada por la pérdida de mielina que cubre las fibras nerviosas
sclerotic : esclerótico(a)
scotoma : escotoma, punto ciego
scurvy : escorbuto, enfermedad causada por la carencia de vitamina C que resulta en encías sangrantes, anemia y debilidad
seasickness : mareo, náuseas causadas por el balanceo de un barco u otro vehículo
sebaceous cyst : quiste sebáceo, lobanillo
seborrhea : seborrea, producción excesiva de sebo
secondary : secundario(a), siguiente, dependiente, de segundo orden
secondary infection : infección secundaria, infección en una persona que ya sufre de una infección de otra naturaleza
sedentary : sedentario(a), relativo a inactividad
seizures : convulsiones, ataques
self-murderer : suicida

senility : senilidad, ancianidad, vejez
septic : séptico(a), contaminado por microorganismos (gérmenes)
septic illness : enfermedad séptica, estado tóxico causado por la contaminación con microorganismos
septicemia : septicemia, estado de contaminación por microorganismos en todo el cuerpo y la sangre
sequelae : secuelas, consecuencias de un problema médico o de un tratamiento
sequestra : secuestro, fragmento de tejido muerto separado del tejido sano
seroconversion : seroconversión, cambio de una prueba serológica de negativa a positiva
shock : choque, colapso, fallo, sacudida, estado causado por la circulación insuficiente de la sangre que se manifiesta con presión baja en las arterias, pulso rápido, temperatura baja, palidez y debilidad
shunt : anastomosis, abocamiento

sickly person : enfermizo(a), achacoso(a), panadizo(a), panarizo(a)
sickness : mal, enfermedad(f)
sickness, morning : asco, basca, la nausea que se presenta en las mañanas en el embarazo
sign : signo, señal
significance : importancia, significado
significant : significante, significativo(a), que tiene importancia
significantly : significativamente
signifying : significando
silicosis : silicosis, enfermedad causada por la inhalación de partículas de polvo de sílice
singultus : singulto, hipo
sinusitis : sinusitis, inflamación de los senos de la cara
skin infection : infección de la piel
sleeping sickness : enfermedad del sueño, enfermedad endémica de África causada por un protozoario, transmitida a través de la mosca tsé-tsé y que se manifiesta con debilidad, escalofríos, fiebre, letargo, somnolencia y pérdida de peso
smallpox : viruela, enfermedad infecciosa causada por un virus y que produce fiebre y una erupción con ampollas y pústulas diseminadas por todo el cuerpo
snakebite : mordedura de serpiente
sneeze : estornudo
somatic : somático(a), corporal
somnambulism : sonambulismo, camina dormido, andar en sueños, realiza actos complejos mientras duerme
sore : llaga, úlcera
sore, bed : llaga de cama, úlcera de cama, úlcera de decúbito
spasmodic : espasmódico(a), relativo al espasmo o de su naturaleza
spastic : espástico(a), que hace referencia a la espasticidad o a los espasmos
spasticity : espasticidad, aumento de la resistencia muscular
spermatocele : espermatocele
spider bite : picadura de araña

spinal column problems : problemas de la columna vertebral
spleen enlargement : agrandamiento del bazo
spleen, inflamed : bazo inflamado
spleen, swollen : bazo hinchado
splenomegaly : esplenomegalia, agrandamiento del bazo
split (personality) : desdoblado(a)
split personality : desdoblamiento, personalidad desdoblada
spondylitis : espondilitis, inflamación de las vertebras
spotting : manchado de sangre por la vagina, salida de sangre por la vagina en poca cantidad, por gotas
sprain : torcedura, esguince, rotura de un ligamento
sprain, ankle : torcedura del tobillo, esguince del tobillo, rotura de un ligamento del tobillo
sprain, back : torcedura de la espalda, esguince de la espalda, rotura de un ligamento de la espalda
sprain, foot : torcedura del pie, esguince del pie, rotura de un ligamento del pie
sputum : esputo, secreción de los bronquios expulsada por la boca
stain : mancha
stain, blood : mancha de sangre
stasis : estasis, estancamiento de una sustancia en una parte del cuerpo
status : estado, condición, situación
STDs : ETS, enfermedades venéreas, enfermedades genitales, enfermedades transmitidas por contacto sexual, enfermedades que resultan del acto sexual
steatorrhoea : esteatorrea, cantidad excesiva de grasas en las heces (excremento)
steatosis : esteatosis, acumulación excesiva de glóbulos grasos en los tejidos
stenosis : estenosis, estrechamiento de un conducto
sterility : esterilidad, incapacidad de fecundar o concebir
sternutation : estornudo
sting : picadura

sting, bee : picadura de abeja
sting, hornet : picadura de avispón
sting, insect : picadura de insecto
sting, wasp : picadura de avispa
stomatitis : estomatitis, inflamación de la mucosa oral
strabismus : estrabismo, bizquera, alineamiento anormal de los ojos causado por una deficiencia muscular
strain : tensión, esfuerzo
strain, eye : ojos cansados, ojos fatigados
strain, nervous : tensión nerviosa
stria : estría, raya, línea, surco fino
stroke : ataque cerebral
stroke (embolic) : infarto cerebral, embolia cerebral
stroke (hemorrhagic) : derrame cerebral
stroke, heat- : insolación, enfermedad causada por el calor y caracterizada por dolor de cabeza, piel seca y caliente, vértigo, pulso rápido, fiebre, colapso y confusión, dependiendo de la severidad
stroke, sun- : insolación, enfermedad causada por el calor y caracterizada por dolor de cabeza, piel seca y caliente, vértigo, pulso rápido, colapso, y confusión, dependiendo de la severidad
stump (limb) : muñón
stupor : estupor, pérdida parcial o casi completa de la conciencia
sty : orzuelo, inflamación supurativa de una glándula sebácea del párpado
subacute : subagudo(a)
subclinical : subclínico(a), que transcurre sin manifestar síntomas
suffocation : sofoco, sofocación, ahogamiento, falta de la respiración
suicidal : relativo al suicidio, del suicidio
suicide : suicidio
sumac, poison : zumaque venenoso
sunstroke : insolación, enfermedad causada por el calor y caracterizada por dolor de cabeza, piel seca y caliente, vértigo, pulso rápido, colapso y confusión, dependiendo de la severidad

superinfection : sobreinfección, nueva infección que complica una infección ya existente
suppuration : supuración, salida de pus de una herida u orificio
surdity : sordera, pérdida de la audición
swelling : hinchazón, tumefacción
swollen groin glands : encordio, incordio, inflamación de ganglios inguinales
swollen spleen : bazo hinchado
syndrome : síndrome, conjunto de síntomas y signos
synovitis : sinovitis, inflamación de la membrana sinovial
syphilis : sífilis o una infección venérea que se manifiesta con un chancro en el área genital, seguido por fiebre, malestar general, lesiones cutáneas, manchas en las mucosas, progresión tardía a lesiones cardiovasculares y del sistema nervioso central

T
tachyarrhythmia : taquiarritmia, forma rápida y a veces, irregular del ritmo cardíaco
tachycardia : taquicardia, aceleración del ritmo cardíaco
tapeworm : lombriz intestinal
tartar of the teeth : sarro
tatoo : tatuaje, dibujo permanente en la piel
telangiectasia : telangiectasia, dilatación de vasos terminales
tendency : tendencia
tendinitis : tendinitis, inflamación de un tendón
tenesmus : tenesmo, deseo doloroso e ineficaz de orinar o defecar
tenosynovitis : tenosinovitis, inflamación del tendón y de su vaina
testicular torsión : torsión del testículo, condición peligrosa causada por la rotación del testículo alrededor de su eje y sobre la propia arteria
tetanus : tétano, tétanos, enfermedad causada por una bacteria que se introduce a través de una herida y que causa espasmos musculares y rigidez de la mandíbula, el abdomen y el cuello

tetany : tetania, estado caracterizado por contracciones fuertes e intermitentes de los músculos
threat : amenaza
threatened : amenazado(a)
threatened abortion : amenaza de aborto
threatening : amenaza, amenazante
threatening problem : problema amenazante
thrombocytopenia : trombocitopenia, disminución del número de plaquetas sanguíneas
thrombocytosis : trombocitosis, aumento exagerado de las plaquetas sanguíneas
thromboembolism : tromboembolismo, obstrucción de un vaso sanguíneo con material trombótico
thrombophlebitis : tromboflebitis, inflamación de una vena acompañada por formación de trombo(s)
thrombosis : trombosis; formación, desarrollo, o presencia de un trombo
thrombosis coronary : trombosis coronaria
thrombus : trombo, tapón de sangre en el sistema circulatorio
thrush : afta, infección por hongos de la boca que causa placas blanquecinas
thyroid gland problems : problemas de la glándula tiroidea
thyroid gland, inflammation of the : inflamación de la glándula tiroidea
thyroiditis : tiroiditis, inflamación de la glándula tiroidea
thyrotoxicosis : tirotoxicosis, conjunto de síntomas debido a un exceso de hormonas tiroideas
tic : tic, movimiento involuntario que se produce repetidamente
tick : garrapata
tick bite : mordedura de garrapata
tinea : tiña, infección de la piel, causada por una clase de hongos
tinea pedis : tiña pedis, infección de la piel de los pies, superficial y a veces crónica, causada por una clase de hongos
tonsilitis : tonsilitis, amigdalitis, inflamación de una amígdala

tooth decay : caries
toothless : desdentado(a)
tophus : tofo, depósito de urato que se produce en los casos de gota
torn ligament : desgarro
torsade de pointes : torsade de pointes (Francés), forma electrocardiográfica de taquicardia ventricular
torsion : torsión, torcedura, giro de un órgano en torno a su eje
torsion, testicular : torsión del testículo, condición peligrosa causada por la rotación del testículo alrededor de su eje y sobre la propia arteria
torticollis : tortícolis, cuello torcido, cuello tieso, cuello rígido
toxemia : toxemia, intoxicación de la sangre
toxin : toxina, veneno, tóxico
toxoplasmosis : toxoplasmosis, enfermedad infecciosa causada por el microorganismo toxoplasma gondii
tracheitis : traqueítis, inflamación de la tráquea
trachoma : tracoma, enfermedad infecciosa de la conjuntiva y de la córnea
tract : tracto, haz de fibras, extensión, cordón, vía
transmission : transmisión, acto de transmitir o transferir algo, incluido una enfermedad
trauma : trauma, lesión causada por alguna cosa externa
traumatic : traumático(a), relativo a un trauma
traumatic illness : enfermedad traumática, enfermedad relativa a un trauma
tremor : temblor
tremor, intention : temblor intencional, temblor que aparece al intentar efectuar un movimiento
trench fever : fiebre de las trincheras, fiebre recurrente transmitida por piojos
tuberculin : tuberculina, prueba de anticuerpos usada para identificar tuberculosis
tuberculosis : tuberculosis, tisis, enfermedad causada por

el bacilo de la tuberculosis
tumefaction : tumefacción, proceso de hinchazón
tumor : tumor, neoplasia, neoplasma
tumor growth : neoplasia, crecimiento de un tumor
tympanitis : timpanismo, acumulación de gas en los intestinos que causa distensión
typhoid : tifoidea, tifoideo(a)
typhoid fever : fiebre tifoidea, enfermedad infecciosa de los intestinos causada por una bacteria que se llama *Salmonella typhi*, la cual se manifiesta con fiebre, postración, diarrea, dolor de cabeza, la presencia de gas en los intestinos, manchas rosas en la piel, malestar y una carencia de energía
typhus : tifus, enfermedad infecciosa causada por una Rickettsia y caracterizada por fiebre, delirio y dolor de cabeza
typical : típico(a)
typical problem : problema típico

U

ulcer : úlcera, llaga con desintegración de los tejidos
ulcer, corneal : úlcera en la córnea
ulcer, decubitus : úlcera de decúbito; úlcera de cama, que es la formación de una úlcera y necrosis en la piel
ulcer, duodenal : úlcera duodenal, úlcera en la primera parte del intestino delgado
ulcer, gastric : úlcera gástrica, úlcera en el estómago
ulceration : ulceración, proceso de formación de una úlcera
ulcerogenic : ulcerogénico (a), que produce úlceras
ulcus cruris : úlcera crural, úlcera de la pierna
undernourished : malnutrido(a), desnutrido(a)
undernourishment : subalimentación, desnutrición
undulant fever : fiebre ondulante, fiebre de Malta, brucelosis, o fiebre del mediterráneo, que es una infección por una

bacteria que se contrae por contacto con vacas
undulation : ondulación, en ondas, proceso que presenta ondas hacia arriba y luego hacia abajo; objeto con un borde irregular, ondeado
unstable : inestable
uremia : uremia, acumulación de urea en la sangre
uremic : urémico(a)
urethritis : uretritis, inflamación de la uretra
urinary tract infection : infección de la orina, infección del tracto urinario
uterine polyp : pólipo en el útero, protuberancia que se desarrolla en el revestimiento interno del útero
uterine prolapse : prolapso del útero, caída del útero, caída de la matriz
uveitis : uveítis, inflamación de la túnica vascular del ojo

V

vaccinia : viruela, infección viral de las vacas
vaginitis : vaginitis, inflamación de la vagina, en particular causada por una infección bacteriana o por hongos
vagolytic : vagolítico(a), que disminuye los efectos del nervio vago
varicella : varicela, infección viral que causa una enfermedad eruptiva de la piel con vesículas, que se convierten en pústulas
varices : várices, que son venas, arterias, o vasos linfáticos aumentados de tamaño y con forma irregular y tortuosa
varicocele : varicocele, aumento de las venas del cordón espermático que causa una masa blanda y benigna en el escroto
varicose : varicoso(a)
varicose vein : várice, vena varicosa, vena aumentada de tamaño y tortuosa
variola : variola, infección viral de las vacas
vasculitis : vasculitis, inflamación de los vasos sanguíneos
vegetative : vegetativo(a), estado relativo solamente a las funciones corporales involuntarias

venereal disease : enfermedad venérea, enfermedad transmitida por el acto sexual
venom : veneno
venous occlusion : oclusión de una vena, obstrucción de una vena, cierre de una vena
vesicle : vesícula, ampolla, bolsita que se forma en la piel que contiene líquido
vesicular : vesicular, en forma de vesícula o ampolla
victim : víctima
vigilance : vigilia, vigilancia, acción de estar despierto o alerta
violent vomiting : vomitona, vómitos violentos
viral : viral, vírico(a), perteneciente a un virus
virilization : virilización, masculinización
virus : virus
vomit : vómito
vomiting, act of : vómitos, acto de vomitar
vomiting, violent : vomitona, vómitos violentos, vómitos con gran fuerza
vomitus : vómito
vulvovaginitis : vulvovaginitis, inflamación de los genitales externos femeninos y de la vagina, en particular causada por una infección bacteriana o por hongos

W

wart : verruga, mezquino
warts, genital : verrugas genitales
wasp : avispa
wasp sting : picadura de avispa
wasting : marasmo, emaciación excesiva, malnutrición excesiva
weapon : arma
wen : lobanillo, quiste sebáceo
wheal : roncha
whitlow : panadizo, panarizo, absceso de la falange distal del dedo, del ápice o la punta del dedo
whooping cough (pertussis) : tosferina, pertussis, o sea una infección causada por una bacteria muy peligrosa que provoca accesos intensos de tos
worm (tapeworm) : lombriz intestinal
worm, intestinal : lombriz intestinal
wound : herida

wrinkles : arrugas

X

xanthoma : xantoma, granuloma lipoideo
xanthopsia : xantopsia, visión amarillenta
xenophobia : xenofobia, miedo irracional a conocer a personas o cosas foráneas, terror a los extranjeros
xenophobic : xenófobo, xenófoba, una persona que tiene miedo irracional a conocer a personas o cosas foráneas, terror a los extranjeros
xerophthalmia : xeroftalmía, sequedad en la conjuntiva causada por la carencia de vitamina A o por una enfermedad local en el ojo
xerostomia : xerostomía, excesiva sequedad en la boca causada por la disminución de la secreción de saliva

Y

yeast infection : infección por hongos
yellow fever : fiebre amarilla, enfermedad viral causada por la picadura de un mosquito y que produce ictericia, albuminuria y fiebre

Z

Zollinger-Ellison syndrome : síndrome de Zollinger-Ellison, enfermedad que se manifiesta con hiperacidez del estómago y resulta en ulceraciones del estómago y del intestino delgado

Medication List

A
ACTH : ACTH (hormona (f) adrenocorticotropica), hormona muy importante de la glándula suprarrenal
adrenalin : adrenalina (f), medicina para elevar la presión arterial y aumentar la función del corazón
adrencorticotropin hormone : ACTH (hormona (f) adrenocorticotropica), hormona muy importante de la glándula suprarrenal
aloe vera : sábila (f), sustancia para aliviar la piel
analeptic : analéptico (m), medicamento de efecto estimulante en la psique
analgesic : analgésico (m), analgésico(a) (adj), medicamento que alivia o hace desaparecer el dolor
anesthesia : anestesia (f), agente que produce insensibilidad o estupor
anesthesia, general : anestesia (f) total
anesthesia, local : anestesia (f) local
anesthetic : anestético (m), droga que produce anestesia
antacid : antiácido (m), sustancia que neutraliza los ácidos gástricos
anthelmintic : antihelmíntico (m), sustancia que destruye los gusanos intestinales
antiallergic : antialérgico(a) (adj), medicamento contra la alergia
antianginal : antianginoso(a) (adj), sustancia que contrarresta la angina
antiarrhythmic : antiarrítmico (m), medicamento para el tratamiento de las arritmias
anti-arthritic : antiartrítico (m), medicina que impide o detiene la inflamación de las articulaciones
antiasthmatic : antiasmático (m), medicamento para el

tratamiento del asma
antibacterial : antibacteriano(a) (adj), que destruye las bacterias
antibiotic : antibiótico (m)
antibiotic preparation : preparación (f) antibiótica
antibiotic, broad spectrum : antibiótico (m) de amplio espectro, que es activo contra múltiples grupos de microorganismos
anticatarrhal : anticatarral (m), anticatarral (adj), medicina para la gripe
anticholinergic : anticolinérgico (m), sustancia que bloquea los nervios parasimpáticos
anticoagulant : anticoagulante (m), anticoagulante (adj), sustancia que impide la coagulación
anticonvulsant : anticonvulsivo (m), anticonvulsivante (adj), sustancia que evita o reduce las convulsiones
antidepressant : antidepresivo (m), sustancia que alivia la depresión
antidiabetic : antidiabético (m), sustancia que reduce la concentración de azúcar en la sangre
antidote : antídoto (m), contraveneno (m), medicina para aliviar los síntomas
antiemetic : antiemético (m), antiemético(a) (adj), medicamento contra los vómitos
antiepileptic : antiepiléptico (m), antiepiléptico(a) (adj), medicamento que combate la epilepsia
antiestrogenic : antiestrogénico (m), antiestrogénico(a) (adj), que impide o contrarresta el efecto de las hormonas estrogénicas
antifungal : antifúngico (m), antifúngico(a) (adj), medicina que destruye los hongos
antihistamine : antihistamínico (m), sustancia que combate la acción de la histamina
antihypertensive : antihipertensivo (m), antihipertensivo(a) (adj), sustancia que disminuye la presión sanguínea
antiinfective : antiinfeccioso (m),

antiinfeccioso(a) (adj), que combate la infección
antiinflammatory : antiinflamatorio (m), antiinflamatorio(a) (adj), que impide o detiene la inflamación
antimicrobial : antimicrobiano (m), antimicrobiano(a) (adj), que impide el desarrollo de los microbios
antimitotic : antimitótico (m), antimitótico(a) (adj), sustancia que impide la división y crecimiento de células
antimycotic : antimicótico (m), antimicótico(a) (adj), sustancia que destruye los hongos
antineoplastic : antineoplásico (m), antineoplásico(a) (adj), que impide el crecimiento de tumores
antioxidant : antioxidante (m), antioxidante (adj), sustancia que previene el deterioro de un producto por oxidación
antiparalytic : antiparalítico (m), medicina para aliviar la parálisis

antiparasitic : antiparasítico (m), antiparasítico(a) (adj), sustancia que destruye los parásitos
antipruritic : antipruriginoso (m), antipruriginoso(a) (adj), que impide el escozor o picor
antipsychotic : antipsicótico (m), antipsicótico(a) (adj), tranquilizante (m) mayor
antipyretic : antipirético (m), antipirético(a) (adj), sustancia que reduce la fiebre
antiseptic : antiséptico (m), antiséptico(a) (adj), sustancia que destruye los microbios
antispasmodic : antiespasmódico (m), antiespasmódico(a) (adj), medicamento que combate espasmos, contracturas, y calambres
antithrombotic : antitrombótico (m), antitrombótico(a) (adj), que impide la formación de trombos o los disuelve
antitoxin : antitoxina (f), antitoxina (adj), anticuerpo que actúa como contraveneno

antitussive : antitusivo (m), antitusivo(a) (adj), medicamento que calma o suprime la tos
antiviral : antiviral (m), antiviral (adj), que destruye o impide el desarrollo de los virus
anxiolytic : ansiolítico (m), ansiolítico(a) (adj), medicamento contra la ansiedad
aspirin : aspirina (f), sustancia que reduce la fiebre e impide o detiene la inflamación
astringent : astringente (m), astringente (adj), que combate la grasa de la piel
atropine : atropina (f), sustancia que bloquea los nervios parasimpáticos

B
bactericide : bactericida (m), sustancia que destruye las bacterias
bacteriostatic : bacteriostático (m/f), sustancia que reduce la reproducción de bacterias
balm : bálsamo (m), sustancia para calmar la piel
barbituate : barbitúrico (m), medicina para dormir, sedar o para aliviar convulsiones
barbiturates : barbitúricos (m), medicinas para dormir, secar o para aliviar convulsiones
belladonna : belladona (f), medicina para calmar los intestinos
betablocker : betabloqueador (m), sustancia que bloquea la acción de los receptores adrenérgicos B
betamimetic : betamimético (m), sustancia que imita la acción de los receptores adrenérgicos B
bicarbonate : bicarbonato (m), sustancia que disminuye el efecto del ácido
bicarbonate of soda : bicarbonato (m) de soda (f), sustancia que disminuye el efecto del ácido
birth control : anticoncepcional (m), anticoncepcional (adj), anticonceptivo(a) (adj), hormona o método para impedir el embarazo
blister pack : blíster (m), envase con recubierta de plástico

blood plasma : plasma (m), plasma (f) sanguíneo, una parte de la sangre
bolus injection : bolo (m), inyección (f) rápida
broad spectrum antibiotic : de amplio espectro (m), que es activo contra múltiples grupos de microorganismos
bromide : bromuro (m), solución que contiene bromuro

C

calcium channel blocker : bloqueador (m) de los canales de calcio, sustancia que bloquea la acción de los canales de calcio en las células
camphor : alcanfor (f), sustancia para tratar la gripe
capsule : cápsula (f), un envase para medicina
cardioselective : cardioselectivo (adj), que actúa selectivamente sobre el corazón
cardiotonic : cardiotónico(a) (adj), que tiene efecto tónico en el corazón
castor oil : aceite (m) de ricino (m), medicina purgante
cathartic : catártico (m), medicina purgante
chemotherapeutic : quimioterápico (m), medicamento capaz de atacar a los microbios, parásitos o a las células de un cáncer
chemotherapy : quimioterapia (f), tratamiento de un cáncer por sustancias químicas
chronotropic : cronotropo(a) (adj), que concierne a la regularidad y frecuencia de un ritmo cardíaco
cocaine : cocaína (f), medicina para controlar o parar la hemorragia de la nariz, droga que puede ser abusada mediante diferentes presentaciones (inhalada, inyectada, fumada)
cod liver oil : aceite (m) de hígado (m) de bacalao (m), considerado un buen reconstituyente por su contenido de hierro que puede ser beneficioso para combatir la anemia.
codeine : codeína (f), medicamento para aliviar el dolor y para impedir la tos

collyrium : colirio (m), medicamento para el cuidado de los ojos
contraception : contracepción (f), prevención (f) del embarazo
contraceptive : contraceptivo (m), anticoncepcional (m), anticoncepcional (adj), anticonceptivo(a) (adj), sustancia o medio que impide el embarazo
corticosteroid : corticoide (m), hormonas de la corteza suprarrenal o medicamento con la misma acción
cortisone : cortisona (f), medicina que impide o detiene la inflamación
cough drops : pastillas (f) para la tos
cream (cosmetic) : crema (f)
curare : curare (m), sustancia que afloja los músculos
cytotoxic : citotóxico(a) (adj), lesivo para la célula

D
decongestant : descongestivo (m), sustancia que alivia la congestión nasal
demulcent : demulcente (m), demulcente (adj), que ablanda y relaja las zonas inflamadas
dentrifice : dentífrico (m), sustancia para limpiar los dientes y para prevenir la caries dental
deodorant : desodorante (m), sustancia que previene el olor del sudor del cuerpo
depilatory : depilatorio (m), sustancia para quitar el pelo
desensitization medicine : terapia (f) que tiende a reducir una alergia
dextrose : dextrosa (f), azúcar que da energía al cuerpo
digitalis : digital (f) purpúrea, medicina hecha de esta planta la cual es usada para mejorar la fuerza de contracción del corazón que se encuentra en fallo.
diuretic : diurético (m), diurético(a) (adj), sustancia que estimula la formación de orina
drops : gotas (f)

E
electrolytes : electrolitos (m), sustancias como sodio, potasio, y cloruro

emetic : emético (m), vomitivo (m), sustancia que provoca el vómito, vomitivo(a) (adj)
emollient : emoliente (m), que ablanda la piel
emulsion : emulsión (f), líquido lechoso con finas gotitas de grasa en suspensión
enema : enema (f), solución que se administra a través del orificio anal
entericcoated medicine : medicina (f) queratinizada, medicina (f) recubierta por una sustancia resistente a la secreción gástrica y protege contra la irritación que el medicamento activo puede producir sobre la mucosa gástrica
ephedrine : efedrina (f), medicina para hipotensión
epsom salts : sal (f) de higuera (f), sulfato(m) de magnesia(f)
ergot : cornezuelo (m), medicina para el dolor de cabeza
estrogen : estrógeno (m), hormona sexual femenina
expectorant : expectorante (m), medicamento que favorece la eliminación de moco
external-use : uso (m) externo
extract : extracto (m), preparación concentrada de una droga
eye salve : pomada (f) para los ojos
eyedrops : gotas (f) para los ojos

F
fart medicine : medicina (f) para los pedos
fibrinolytic : fibrinolítico (m), fibrinolítico(a) (adj), que disuelve la fibrina
filmcoated medicine : medicina (f) revestida por una fina película
fluids : flúidos (m), líquidos (m)
fluoride : fluoruro (m), sustancia para cuidar los dientes
foam : espuma (f), sustancia para la prevención del embarazo
fungicide : fungicida (m), antimicótico (m), sustancia que destruye los hongos
fungistatic : fungistático(a) (adj), medicina que inhibe el crecimiento de los hongos

G
gargle : gargarismo (m)
gel : gel (m)
general anesthesia : anestesia (f) total
germicide : germicida (m), sustancia que destruye gérmenes
glucose : glucosa (f), azúcar que da energía al cuerpo
glycerin : glicerina (f)
gonadotropin : gonadotropina (m), la hormona que estimula las glándulas sexuales
granulated medicine : medicina (f) granulada, preparación farmacéutica en forma de gránulos

H
hormone, adrencorticotropin : ACTH (hormona (f) adrenocorticotrópica), hormona muy importante de la glándula suprarrenal
hormones : hormonas (f)
hydration : hidratación (f), acción de incorporar agua a una substancia o al cuerpo
hydrogen peroxide : agua (f) oxigenada, sustancia para limpiar la piel
hypnotic : hipnótico (m), hipnótico(a) (adj), medicina que induce sueño

I
ibuprofen : ibuprofeno (m), sustancia que reduce la fiebre e impide o detiene la inflamación
immunization : inmunización (f), obtención de inmunidad en el organismo
immunogenic : inmunógeno (m) inmunógeno(a) (adj), agente que induce una respuesta inmunitaria
immunosuppressant : inmunosupresor (m), agente que impide que se produzca la respuesta inmunitaria
implant : implante (m), objeto externo, prótesis, colocada en alguna parte del cuerpo, ej. un implante de mama, implantes anticonceptivos para la prevención del embarazo
infusion : infusión (f), la administración de un líquido en la vena
inhalation : inhalación (f), aspiración de gases o vapores

injection : inyección (f)
inoculation : vacuna (f), inoculación (f)
inotropic : inotrópico(a) (adj), medicina que afecta la fuerza de las contracciones musculares, en particular de los músculos del corazón
insulin : insulina (f), hormona usada para el tratamiento de la diabetes
internal-use : uso (m) interno
intramuscular : intramuscular (adj), que está situado u ocurre dentro de un músculo
intramuscular medicine : medicina (f) intramuscular, medicina que se administra en un músculo
intraocular : intraocular (adj), que está situado o se produce dentro del ojo
intraocular medicine : medicina (f) intraocular, medicina que está situada o se administra dentro del ojo
intrathecal : intratecal (adj), que ocurre dentro de la túnica que recubre el canal raquídeo.
intrathecal medicine : medicina (f) intratecal, medicina administrada en el canal raquídeo.
intravascular : intravascular (adj), situado dentro de un vaso sanguíneo
intravascular medicine : medicina (f) intravascular, medicina que se administra directamente dentro de un vaso sanguíneo
intravenous : intravenoso(a) (adj), situado dentro de una vena
intravenous medicine : medicina (f) intravenosa, medicina administrada dentro de una vena
iodine : yodo (m)
iron : fierro (m), hierro (m), sustancia necesaria para producir sangre (glóbulos rojos)

J
jelly, petroleum : vaselina (f)

K
kaolin : caolín (m), sustancia para tratar la diarrea

L

lanolin : lanolina (f), sustancia para lubricar la piel
laxative : laxante (m), medicamento contra el estreñimiento
lidocaine : lidocaína (f), una anestesia local
lindane : lindano (m), sustancia para tratar escabiosis o sarna
liniment : linimento (m), sustancia para calmar el dolor de los músculos y las articulaciones
liquid medicine : medicina (f) líquida
local anesthesia : anestesia (f) local
long-acting medicine : medicina (f) de efecto largo, acción prolongada
lotion : loción (f), sustancia para calmar o hidratar la piel o las heridas
lotion, suntan : loción (f) para el sol (m), sustancia que se aplica en la piel para obtener un bronceado, puede impedir el cáncer de la piel y el envejecimiento si además contiene un filtro solar.
lozenges : trocitos (m), pastillas (f) de chupar (v)
lubricant : lubricante (m)

M

magnesia, milk of : leche (f) de magnesia, medicina para tratar problemas de indigestión, funciona como un laxante suave.
magnesium : magnesio(m), sustancia que es un mineral
magnesium oxide : magnesia (f), medicina para tratar problemas del estómago y los intestinos
magnesium sulphate : sulfato(m) de magnesio(m), medicina para tratar la eclampsia
medication : medicación (f), prescripción (f) o aplicación (f) de medicamentos
medicine : medicina (f), medicamento (m)
medicine, fart : medicina (f) para los pedos
medicine, prepared : medicamento (m) preparado
medicine, thyroid : tiroides (f)
menthol : mentol (m), medicina para tratar la gripe, para producir

anestesia tópica y para usar en rocíos nasales
mercurachrome : mercurocromo (m), sustancia para tratar las heridas
milk of magnesia : leche (f) de magnesia, medicina para tratar problemas de indigestión, funciona como un laxante suave.
mineralocorticoid : mineralocorticoide (m), un grupo de hormonas, la más importante siendo la aldosterona, que regulan el balance de agua y electrolitos como el sodio y el postasio, actuan sobre el riñón.
miotic : miótico (m), agente que produce contracción pupilar
miscible medicine : medicina (f) miscible, medicina que se mezcla bien, que es capaz de ser mezclada
monotherapy : terapia (f) con un solo medicamento a la vez
morphine : morfina (f), narcótico que alivia dolor
mouthwash : enjuague (m) bucal
mucolytic : mucolítico (m), agente que destruye o disuelve el mucus

muscle relaxant : miorrelajante (m), miorrelajante (adj), relajante (m) muscular, medicina que causa la relajación muscular
mydriatic : midriático (m), droga que dilata la pupila
myelotoxic : mielotóxico (adj), que es nocivo para la médula ósea
myelotoxic medicine : medicina (f) que es nociva para la médula ósea

N
narcotic : narcótico (m), agente que produce insensibilidad, estupor o anestesia
neuroleptanalgesia : neuroleptoanalgesia (f), anestesia que incluye la administración de un neuroléptico y un analgésico
neuroleptic : neuroléptico (m), calmante del sistema nervioso
neurotoxic : neurotóxico (adj), tóxico o destructor del tejido nervioso
neurotransmitter : neurotransmisor (m), sustancia que transmite impulsos nerviosos

mediante la liberación de substancias químicas
niacin : niacina (f), vitamina hidrosoluble que forma parte del complejo B ; interviene en el funcionamiento del sistema digestivo, piel y nervios, también es importante en la conversión de los alimentos en energía.
nicotine : nicotina (f), uno de los ingredientes nocivos en el tabaco, considerado adictivo
nicotine patch : parche (m) con nicotina, una sustancia para aliviar la adicción al tabaco
nitrate : nitrato (m), sustancia para tratar la angina del corazón
nitrogen : nitrógeno (m)
nitroglycerin : nitroglicerina (f), sustancia para tratar la angina del corazón
novocaine : novocaína (f), procaína (f), anestesia (f) local

O
odontalgic : odontálgico (m), medicina para aliviar el dolor de los dientes

oil, castor : aceite (m) de ricino (m), medicina purgante
oil, cod liver : aceite (m) de hígado (m) de bacalao (m), considerado un buen reconstituyente por su contenido de hierro, puede ser beneficioso para combatir la anemia.
ointment : ungüento (m), sustancia para calmar o hidratar la piel o las heridas
oncolytic : oncolítico (m), oncolítico(a) (adj), perteneciente o relativo a la destrucción de las células
oncolytic medicine : medicina (f) oncolítica, medicina que destruye las células
ophthalmic : oftálmico(a) (adj), referente o perteneciente al ojo, sustancia para tratar las enfermedades del ojo
ophthalmic medicine : oftálmico (m), medicina oftálmica, medicina para tratar las enfermedades del ojo
opiate : opiaceo (f), narcótico (m), preparado derivado del opio, medicina narcótica

oxygen : oxígeno (m), uno de los gases que respiramos y que es indispensable para la vida de las células de los seres vivos
oxytocic : oxitócico (m), oxitócico(a) (adj), que acelera el parto
oxytocic medicine : oxitócico (m), medicina (f) oxitócica, una sustancia que acelera el parto

P

packet of medicine : cajita (f) de medicina, cajetilla (f) de medicina
palliative medicine : medicina (f) paliativa, medicina que proporciona alivio pero no cura
paralytic : paralítico (m/f), paralítico(a) (adj), sustancia que afloja los músculos
parasympathomimetic : parasimpaticomimético (m) parasimpaticomimético(a) (adj), sustancia que estimula directamente el sistema colinérgico o parasimpático
paregoric : paregórico (m), medicina para tratar la diarrea

parenteral medicine : medicina (f) parenteral, administración de medicina por una vía que no sea la oral
patch : parche (m), una cosa para llevar medicina a través de la piel intacta a la sangre
Pedialyte : suero (m), suero (m) que se toma por vía oral, especial para niños (m) cuando han perdido líquidos
penicillin : penicilina (f), antibiótico que es una medicina que destruye las bacterias
penicillinase : penicilinasa (f), enzima que convierte la penicilina en un producto inactivo
percutaneous medicine : medicina (f) percutánea, medicina que funciona a través de la piel intacta
peroxide of hydrogen : agua (f) oxigenada, sustancia para limpiar la piel
petroleum jelly : vaselina (f)
phenobarbital : fenobarbital (f), medicina para aliviar las convulsiones, barbitúrico
phosphate : fosfato (m)

pills : píldoras (f), pastillas (f)
placebo : placebo (m), medicamento sin ingredientes activos
plasma : plasma (m), una parte de la sangre
plasma expander : expansor (m) plasmático, sustancia que se inyecta para aumentar el volumen sanguíneo
plasma, blood : plasma (f) sanguíneo, una parte de la sangre
polytherapy : terapia (f) con dos o más medicamentos a la vez
potassium : potasio (m), un electrolito
potassium chloride : cloruro (m) de potasio (m), sustancia para tratar la deficiencia de potasio
poultice : cataplasma (f), emplasto (m)
powder : polvo (m)
premedication : premedicación (f), administración de medicamentos antes de una actividad, como un procedimiento o una operación
preparation, antibiotic : preparación (f) antibiótica

prepared medicine : medicamento (m) preparado
prescription : prescripción (f), receta (f)
primary vaccination : vacunación (f) primaria, vacunación (f) que se efectúa por la primera vez
progestogen : progestógeno (m), hormona que prepara al útero para la recepción y desarrollo del óvulo fecundado
propulsive : propulsión (f), medicina para acelerar el tránsito de la comida del estómago a los intestinos
prostaglandin : prostaglandina (f), técnicamente hormonas, las prostaglandinas tienen una variedad de acciones, las principales siendo la contracción muscular y la mediación de la acelerar el parto
protective medicine : medicina (f) protectora, medicina que protege
psychotropic : psicotrópico (m), psicotrópico(a) (adj), que afecta el estado mental
purgative : purgante (f), purga (f), purgativo(a)

(adj), que produce evacuación del intestino
purgative medicine : purgante (f), purga (f), medicina (f) purgativa, medicina (f) que produce evacuación del intestino

Q

quinine : quinina (f), sustancia para tratar la malaria o para tratar calambres en las piernas

R

radium : radio (m), sustancia para tratar el cáncer
rays, ultraviolet : rayos (m) ultravioleta, rayos para tratar la psoriasis, una enfermedad de la piel caracterizada por descamación
regimen : régimen (m)
rehydration : rehidratación (f), restauración (f) del agua
relaxant : relajante (m), agente que reduce la tensión
relaxant, muscle : miorrelajante (m), miorrelajante (adj), relajante (m) muscular, agente que reduce la tensión muscular
remedy : remedio (m)

remedy, toothache : odontálgico (m), medicina para aliviar el dolor de los dientes
resin : resina (f), sustancia para quitar otras sustancias de la sangre o de los intestinos

S

safe medicine : medicina (f) segura
salicylate : salicilato (m), sustancia que impide o detiene la inflamación, como la aspirina
saline : salino (m), salino(a) (adj), salado(a) (adj); de (prep) la naturaleza de las sales; que (pron) contiene sales, fluido que contiene sal
salve : pomada (f), sustancia para calmar la piel
sedative : sedante (m), calmante (m), sustancia que produce un efecto de calma
shot (injection) : inyección (f)
sleeping pills : pastillas (f) para dormir
slow-acting medicine : medicina (f) de efecto lento, retardado
sodium chloride : cloruro (m) de sodio (m),

sustancia para tratar la deficiencia de sodio
solution : solución (f), preparado líquido que contiene una o varias sustancias
soporific : soporífico (m), soporífico(a) (adj), que causa o induce al sueño o sopor
spasmolytic : espasmolítico (m), medicamento que sirve para resolver los espasmos
spermicide : espermaticida (m), sustancia que extermina los espermatozoides para impedir el embarazo
spray : rocío (m), rociador (m), pulverizador (m), atomizador (m)
sprayer : rociador (m), atomizador (m)
steam : vapor (m)

steroid : esteroide (m), hormona de la glándula suprarrenal, medicamento con la misma acción, particularmente usados para reducir la inflamación
stimulant : estimulante (m), agente que produce estimulación

strong medicine : medicina (f) fuerte
substitution : sustitución (f)
sulfa : sulfa (f), sulfonamidas (f), medicina que destruye las bacterias
sulfate : sulfato (m)
sulfathiazole : sulfatiazol (m), medicina que destruye las bacterias
sulphate : sulfato (m)
sulphur : azufre (m)
suntan lotion : loción (f) para el sol (m), sustancia que se aplica en la piel para obtener un bronceado, puede impedir el cáncer de la piel y el envejecimiento si además contiene un filtro solar.
supplement : suplemento (m), una vitamina o otra cosa para ayudar al cuerpo
suppository : supositorio (m), medicamento preparado en forma de barrita para su incorporación en el organismo por el ano o la vagina
suppressive : supresor (m), agente que detiene funciones del cuerpo
suspension : suspensión (f), preparado finamente

pulverizado para incorporarlo en un líquido
sympathomimetic : simpaticomimético (m), simpaticomimético(a) (adj), sustancia que estimula el sistema nervioso simpático
synergistic : sinergético(a) (adj), que trabaja simultáneamente con otra cosa o medicina aumentando o potencializando su acción
syrup : jarabe (m), almíbar (m)

T
tablet : tableta (f), pastilla (f)
technetium : tecnecio (m), sustancia para ayudar la visualización utilizado en algunas pruebas
terramycin : terramicina (f), antibiótico que destruye las bacterias
tetanus vaccine : vacuna (f) contra el tétano
thalidomide : talidomida (f), medicina para tratar erythema nodosum leprosum; si se toma durante el embarazo puede causar graves anomalías al feto
therapeutic medicine : medicina (f) terapéutica, medicina que sirve para la curación
therapy : terapia (f)
thrombolytic : trombolítico (m), trombolítico(a) (adj), que disuelve o desintegra un trombo
thyroid medicine : hormonas (f) tiroideas
tincture : tintura (f)
toothache remedy : odontálgico (m), medicina para aliviar el dolor de los dientes
topical medicine : medicina (f) tópica, medicina (f) aplicada localmente sobre la piel
tranquilizer : tranquilizante (m), calmante (m), sedante (m), pastillas (f) tranquilizantes, sustancia que produce un efecto de calma
transcutaneous medicine : medicina (f) transcutánea, medicina que funciona a través de la piel intacta
transdermal medicine : medicina (f) transdérmica, medicina que pasa a través de la piel intacta
transfusion : transfusión (f)

tricyclic : tricíclico (m), un medicamento para tratar la depresión
tuberculostatic : tuberculostático (m), medicamento que inhibe el crecimiento del bacilo de la tuberculosis

U
unguent : ungüento (m), pomada (f), sustancia para aliviar lesiones o heridas en la piel o hidratar la piel
uricosuric : uricosúrico (m), agente que promueve la secreción urinaria de ácido úrico

V
vaccination : vacunación (f)
vaccine : vacuna (f)
vaccine, tetanus : vacuna (f) contra el tétano
(m) **vaporization :** vaporización (f)
vasopressor : vasopresor (m), medicina que causa estrechamiento de los vasos
vial of medicine : vial (m) de medicina, ampolleta (f), pequeña ampolla de vidrio
vitamins : vitaminas (f)
vomitive : vomitivo (m), vomitivo(a) (adj), sustancia que provoca el vómito

W, X, Y, Z
None : ningún

Anatomy

A
abdomen : abdomen (m), vientre (m)
abdominal : abdominal (adj), del vientre (adj)
acetylcholine : acetilcolina (f)
adenoids : adenoides (m)
adnexa : anexo (m)
adrenal : suprarrenal (adj)
adrenal gland : glándula (f) suprarrenal
afterload : poscarga (f), es la resistencia que encuentra el ventrículo izquierdo al impulsar la sangre en la eyección sistólica
albumin : albúmina (f), proteína principal en la sangre
alimentary : alimenticio(a) (adj)
allergen : alérgeno (m), sustancia (f) que provoca reacciones alérgicas
ambidextrous : ambidextro(a), ambidiestro(a) (adj)
aminoacid : aminoácido (m)
amnion : amnios (m),bolsa que contiene al feto y al líquido que lo rodea
anal : anal (adj)
anal intercourse : relación (f) anal
anastomosis : anastomosis (f), comunicación natural o artificial entre dos vasos
anatomical : anatómico(a) (adj)
anatomically : anatómicamente (adv)
anatomy : anatomía (f)
ankle : tobillo (m)
anogenital : anogenital (adj), perteneciente a la región del ano y los genitales
anorectal : anorrectal (adj), referente al ano y al último trozo del intestino grueso
antibody : anticuerpo (m)
antigen : antígeno (m), sustancia (f) considerada como extraña por el organismo
anus : ano (m), orificio de salida del intestino
aponeurosis : aponeurosis (f)
apophysis : apófisis (f)

appendix : apéndice (m)
arm : brazo (m)
arterial : arterial (adj), relativo a las arterias
arteriolar : arteriolar (adj), relativo a las ramificaciones de las arterias
arteriovenous : arteriovenoso(a) (adj), relativo a una arteria y una vena
artery : arteria (f)
articular : articular (adj), relativo a una articulación
aspect : aspecto (m), cara (f)
atrial : atrial (adj), relativo a una cámara superior del corazón
atrioventricular : atrioventricular (adj), auriculoventricular (adj), relativo a una cámara superior y un ventrículo del corazón
atrium : atrio (m), aurícula (f), cada una de las dos cámaras superiores del corazón
audibility : audibilidad (f)
audible : audible (adj)
auditory : auditivo(a) (adj), relativo al oído y a la audición
aural : aural (adj), percibido por el oído
auricular : auricular (adj), relativo a la oreja
autonomic : autónomo(a) (adj)
axilla : axila (f)

B
back : espalda (f)
bad breath : mal aliento (m)
basal : basal (adj), situado cerca de la base
beard : barba (f)
beat : latido (m), ritmo (m)
beat, heart- : latido (m) del corazón, ritmo (m) del corazón
beating : pulsativo(a) (adj)
behavior : comportamiento (m)
belly : vientre (m)
belly button : ombligo (m)
bilateral : bilateral (adj), relativo a dos lados
bile : hiel (m), bilis (f)
biliary : biliar (adj), relativo a la vesícula biliar y a la hiel o bilis
birth : nacimiento (m), parto (m)
birth-mark : mancha (f) de nacimiento, marca (f) de nacimiento

black-haired : pelinegro(a) (adj), de pelo (m) negro
bladder : vejiga (f)
blind gut : ciego (m)
blonde-haired : pelirrubio(a) (adj), de pelo (m) rubio
blood : sangre (f)
blood pressure : presión (f) arterial
blood vessel : vaso (m) sanguíneo
body : cuerpo (m)
body hair : vello (m)
bone : hueso (m)
borborygmus : borborigmo (m), gorgoteo en el vientre, ruidos en el abdomen
bowel : intestino (m), entraña (f)
brain : cerebro (m)
breast : mama (f), seno (f), pecho (m)
breasts : mamas (f), senos (f), pechos (m)
breath : aliento (m)
breath, bad : mal aliento (m)
bronchial : bronquial (adj), relativo a los bronquios
bronchial tube : bronquio (m)
bronchopulmonary : broncopulmonar (adj), relativo a los bronquios y a los pulmones
bronchus : bronquio (m)
buccal : bucal (adj), relativo a la boca o a la mejilla
buccopharyngeal : bucofaríngeo (adj), relativo a la boca y a la garganta
bulbar : bulbar (adj), relativo al bulbo
bushy-haired : pelado(a) (adj), pelitieso(a) (adj)
buttocks : nalgas (f), pompis (f), glúteos (m), asentaderas (f)
button, belly : ombligo (m)

C
calf : pantorrilla (f)
capillary : capilar (m), capilar (adj)
cardiac : cardíaco(a) (adj), relativo al corazón
cardiopulmonary : cardiopulmonar (adj), relativo al corazón y pulmones
cardiorespiratory : cardiorrespiratorio (adj), relativo al corazón y a la respiración
cardiovascular : cardiovascular (adj), relativo al corazón y a los vasos

carpals : huesos (m) de la muñeca
caudal : caudal (adj), relativo o en dirección de la cola
cavity : cavidad (f), espacio (m) hueco o vaciado (m)
cavity, nasal : fosa (f) nasal
cell : célula (f)
cell membrane : membrana (f) celular
cells : células (f)
cells, red blood : células (f) rojas de la sangre, glóbulos rojos
cells, white blood : células (f) blancas de la sangre, glóbulos blancos
cellular : celular (adj), situado en las células
cerebellar : cerebeloso(a) (adj), relativo al cerebelo
cerebral : cerebral (adj), relativo al cerebro
cerebrospinal : cerebrospinal (adj), relativo al cerebro y a la médula espinal
cerebrovascular : cerebrovascular (adj), que afecta a los vasos cerebrales
cerumen : cerumen (m), secreción grasa que se forma en el interior de los oídos
cervical : cervical (adj), que afecta al cuello
cervix, uterine : cervix (m) uterino, cuello (m) uterino, cuello (m) de la matriz
chamber : cámara (f)
cheek : mejilla (f)
cheekbone : pómulo (m)
cheekbones : pómulos (m)
chemoreceptor : quimiorreceptor (m), célula de un órgano capaz de reaccionar a sustancias químicas
chest : pecho (m)
chin : barbilla (f), barba (f), mentón (m)
cholesterol : colesterol (m)
cholinergic : colinérgico (adj), que actúa por intermedio de la acetilcolina
choroid : coroidea (f)
chromosomal : cromosómico(a) (adj), relativo al cromosoma
chromosome : cromosoma (m)
circulation : circulación (f)
clavicle : clavícula (f)
clitoral : clitorídeo(a)

(adj), relativo al clítoris
clitoris : clítoris (m)
cloaca : cloaca (f), parte posterior de los intestinos del embrión
coagulation : coagulación (f), formación de tapones de sangre
coccyx : cóccix (m)
cochlear : coclear (adj), perteneciente al caracol óseo del oído interno
coenzyme : coenzima (m), sustancia (f) que es necesaria para la acción de una enzima
cognitive : cognitivo(a) (adj), relativo al conocimiento
coital : coito(a) (adj), relativo a la cópula carnal
coitus : coito (m), cópula carnal
collagen : colágeno (m), sustancia elástica de la piel
colon : colón (m), intestino (m) grueso
colonic flora : flora (f) intestinal, conjunto de bacterias que suelen vivir en el intestino grueso
colorectal : colorrectal (adj), referente al intestino grueso y su parte final
colostrum : calostro (m)

commensal : comensal (m), ser vivo que convive con otro organismo huésped
complement : complemento (m)
complexion : tez (f)
complexion, skin : cutis (f), tez (f)
conduction : conducción (f), transmisión (f)
conjunctiva : conjuntiva (f)
conjunctival : conjuntival (adj), que está situado o que ocurre en la conjuntiva
constitutional : constitucional (adj), propio de la constitución de un individuo
contractility : contractilidad (f), capacidad de contraerse
contraction : contracción (f)
coordination : coordinación (f), acción o interacción ordenada
cord, umbilical : cordón (m) umbilical
cornea : córnea (f)
corneal : corneal (adj)
coronary : coronario(a) (adj), relativo a arterias y venas del corazón
corpus luteum : cuerpo

(m) lúteo, cuerpo que se forma en el ovario después de la ovulación
corpuscle : corpúsculo (m)
cortex : corteza (f)
cortical : cortical (adj), relativo a la corteza
cranial : craneal (adj), relativo al cráneo
cranium : cráneo (m)
creatinine : creatinina (f)
crotch : entrepierna (f)
crown of the head : coronilla (f)
cry : grito (m), alarido (m)
curled hair : pelo (m) crespo, pelo (m) colocho
cutaneous : cutáneo(a) (adj), relativo a la piel
cytoplasm : citoplasma (m), parte de la célula no ocupada por el núcleo

D
dark-haired : pelinegro(a) (adj), de pelo oscuro
defecation : defecación (f), expulsión de los excrementos
dendritic : dendrítico(a) (adj), relativo a las dendritas, que son fibras nerviosas
dentition : dentición (f)
depolarization : despolarización (f)
diaphragm : diafragma (m)
diastolic : diastólico(a) (adj), relativo a la diástole, que es el estadio de relajación del corazón
differentiation : diferenciación (f), variación (f), desviación (f), modificación (f), desarrollo de células y tejidos en diversos sentidos
digestion : digestión (f)
digestive : digestivo (m), digestivo(a) (adj), relativo a la digestión
dimple : hoyuelo (m)
disc : disco (m)
distal : distal (adj), alejado(a) (adj), distante del tronco
dominance : dominancia (f), predominio (m) de un gen o de un carácter
dorsal : dorsal (adj), relativo a la espalda o al dorso
downiness : vellosidad (f)
duct, tear : conducto (m) lagrimal
ducts, tear : conductos (m) lagrimales
duodenum : duodeno

(m), porción inicial del intestino delgado
dura mater : duramadre (f), duramater (f), membrana envolvente del sistema nervioso central

E

ear : oído (m), oreja (f)
ear wax : cerumen (m), cera (f), cerilla (f)
eardrum : tímpano (m), membrana del oído medio
ejaculation : eyaculación (f)
ejection fraction : fracción (f) de eyección
elbow : codo (m)
electron : electrón (m)
embryo : embrión (m), feto (m)
emotion : emoción (f)
emotional : emocional (adj)
endocrine : endocrino(a) (adj), que secreta hormonas
endogenous : endógeno(a) (adj), que se desarrolla o origina dentro del organismo
endothelium : endotelio (m), capa interna que reviste las cavidades cardíacas y los vasos
enterohepatic : enterohepático(a) (adj), que se refiere al intestino y al hígado
enzyme : enzima (f), proteína que incrementa la velocidad de las reacciones
epicondyle : epicóndilo (m)
epidermal : epidérmico(a) (adj), relativo a la piel
epidermis : epidermis (f)
epididymis : epidídimo (m)
epidural : epidural (adj), sobre o por fuera de la duramadre
epigastric : epigástrico(a) (adj), relativo a la porción superior del vientre
epiphyseal : epifisario(a) (adj), relativo a la cabeza o una epífisis de un hueso
epiphysis : epífisis (f)
epithelium : epitelio (m), la piel y la mucosa que recubre los órganos huecos del cuerpo
erection : erección (f), levantamiento y endurecimiento del pene
erythropoiesis : eritropoyesis (f), formación de los glóbulos rojos
esophagus : esófago (m),

una parte del tubo digestivo que se inicia después de la boca y termina en el estómago
excavated : excavado (adj)
excavation : excavación (f)
excitation : excitación (f), irritación (f), estimulación (f)
excretion : excreción (f), eliminación por el propio organismo
exocrine : exocrino(a) (adj), que secreta hacia afuera del cuerpo
extracellular : extracelular (adj), situado fuera de las células
extracorporeal : extracorpóreo (adj), situado fuera del cuerpo
extrapyramidal : extrapiramidal (adj), situado fuera de la vía piramidal
extrarenal : extrarrenal (adj), situado fuera del riñón
extravascular : extravascular (adj), situado fuera de un vaso
extremity : extremidad (f), miembro superior e inferior
eye : ojo (m)
eyebrow : ceja (f)
eyelash : pestaña (f)
eyelid : párpado (m)
eyes like yours : ojos (m) como los suyos, ojos (m) asi

F
face : cara (f), faz (f)
facial : facial (adj), relativo a la cara
facial sinus : seno (m) facial, seno (m) de la cara
facial sinuses : senos (m) faciales, senos (m) de la cara
fair-haired : pelirrubio(a) (adj), de pelo claro
Fallopian tube : trompa (f), tubo (m) de Falopio
fascicular : fascicular (adj)
fat : grasa (f)
fat (person, thing) : gordo(a) (adj)
features : rasgos (m)
fecal : fecal (adj), relativo a los excrementos
feces : heces (f), excrementos (m), deposiciones (f)
female : hembra (f), femenino(a) (adj)
feminine : femenino(a) (adj)
femoral : femoral (adj), perteneciente al hueso femur

fertility : fertilidad (f), capacidad de reproducción
fetal : fetal (adj), relativo al feto
fetoplacental : fetoplacentario (adj), relativo a los intercambios entre feto y placenta
fetus : feto (m)
fiber : fibra (f)
fibrin : fibrina (f), sustancia proteica en los coágulos de sangre
field of vision : campo (m) visual
finger : dedo (m)
finger pads (tips) : yemas (f)
fingernail : uña (f)
firmness : firmeza (f)
firstpass : primer paso (m), fracción de una dosis absorbida que aparece en la circulación sin ser alterada por el hígado
fist : puño (m)
flesh : carne (f)
flexion : flexión (f)
flow : flujo (m)
flow, menstrual : flujo (m) menstrual
follicles : folículos (m)
fontanelle : fontanela (f), mollera (f), espacio no osificado del cráneo en el recién nacido
foot : pie (m)
forearm : antebrazo (m)
forehead : frente (f)
foreskin : prepucio (m)
fossa, nasal : fosa (f) nasal
freckle : peca (f)
fuck, to : chingar (v), cojer (v), joder (v), foliar (v)
function : función (f)

G

gallbladder : vesícula (f) biliar
gastric : gástrico(a) (adj)
gastroduodenal : gastroduodenal (adj), relativo al estómago y al intestino delgado
gastrointestinal : gastrointestinal (adj), relativo al estómago y a los intestinos
gastroesophageal : gastroesofágico (adj), relativo al estómago y al esófago
gene : gen (m)
genetic : genético (adj), relativo a los genes o a la herencia
genital : genital (adj), relativo a los órganos sexuales
genitalia : genitales (m)
genitourinary : genitourinario(a) (adj),

relativo a los órganos genitales y urinarios
gestation : gestación (f), embarazo (m)
gland : glándula (f), órgano que elabora sustancias como hormonas y otras secreciones
glandular : glandular (adj)
glans penis : glande (m)
glomerular : glomerular (adj), relativo a la parte del riñón donde se realiza la filtración de substancias
glomeruli : glomérulos (m)
glottis : glotis (f), parte del órgano de la voz
glycoside : glucósido (m)
gonadal : gonadal (adj), relativo a las glándulas sexuales
groin : ingle (f)
gum (mouth) : encía (f)
gut : intestino (m)

H
hair : pelo (m)
hair, body : vello (m)
hair, head : cabello (m)
hair, pubic : vellos (m) púbicos
haired, black- : pelinegro(a) (adj)
haired, blonde- : pelirrubio(a) (adj)
haired, bushy- : pelado(a) (adj), pelitieso(a) (adj)
haired, dark- : pelinegro(a) (adj)
haired, fair : pelirrubio(a) (adj)
haired, long- : pelilargo(a) (adj)
haired, red- : pelirrojo(a) (adj)
haired, short- : de pelo (m) corto
hand : mano (f)
head : cabeza (f)
head hair : cabello (m)
hearing : audición (f)
heart : corazón (m)
heartbeat : latido (m) del corazón, ritmo (m) del corazón
heel : talón (m)
hemoglobin : hemoglobina (f)
hepatic : hepático(a) (adj), relativo al hígado
hepatobiliary : hepatobiliar (adj), relativo al hígado y a los conductos biliares
hepatocellular : hepatocelular (adj), relativo a las células del hígado
hip : cadera (f)
hirsuteness : vellosidad (f)

hirsutism : hirsutismo (m), vellosidad exagerada en la mujer
histamine : histamina (f)
homeostasis : homeostasis (f), mantenimiento del equilibrio de las condiciones corporales
hormonal : hormonal (adj), relativo a las hormonas
human : humano(a) (adj)
humeral : humeral (adj), relativo al húmero, que es el hueso del brazo superior
humor : humor (m), líquido corporal
humoral : humoral (adj), relativo a los líquidos corporales
hymen : himen (m)
hypophyseal : hipofisario(a) (adj), relativo a la hipófisis
hypophysis : hipófisis (f)
hypothalamic : hipotalámico(a) (adj), situado en la mitad inferior del cerebro

I

immune : inmune (adj), relativo al sistema inmunológico, protegido contra una infección
immunity : inmunidad (f), protección (f) contra las enfermedades infecciosas
impulse : impulso (m), acción repentina
in situ : in situ (latín)
infantile : infantil (adj), perteneciente al niño o a la infancia
inguinal : inguinal (adj), relativo a la ingle
inhibition : inhibición (f), atenuación (f), supresión o bloqueo de una función
innervation : inervación (f), irrigación nerviosa de un área u órgano
insertion : inserción (f), implantación (f), punto de unión de un músculo a un hueso
integumentary : integumentario(a) (adj), que sirve de cubierta, como la piel
intelligence : inteligencia (f)
intercostal : intercostal (adj), situado entre las costillas
intercourse, anal : relación (f) anal
intercourse, sexual : relación (f) sexual

interstitial : intersticial (adj), situado en los inter espacios de un tejido
intervertebral : intervertebral (adj), situado entre dos vértebras contiguas
intestinal : intestinal (adj), relativo al intestino
intestine, large : intestino (m) grueso
intestine, small : intestino (m) delgado
intestines : intestinos (m)
intracellular : intracelular (adj)
intracellular protein : proteína (f) intracelular
ion : ion (m)
iris : iris (m)

J
jaw : mandíbula (f)
jejunum : yeyuno (m), porción del intestino delgado comprendida entre el duodeno y el íleon
joint : coyuntura (f), articulación (f)
joints : articulaciones (f)
juvenile : juvenil (adj), joven (adj)

K
kidney : riñón (m)
knee : rodilla (f)

L
lacrimal : lagrimal (adj), referente a las glándulas que secretan las lágrimas
lactation : lactación (f), secreción de leche
larynx : laringe (f)
lateral : lateral (adj), alejado del centro o de la línea media
lean : flaco(a) (adj), delgado(a) (adj)
left : izquierdo (m), izquierda (f), izquierdo(a) (adj)
left-handed : zurdo(a) (adj), de la mano (f) izquierda
left-handed person : persona zurda (f), izquierdo (m), izquierda (f)
leg : pierna (f)
leucocyte : leucocito (m)
ligament : ligamento (m)
limbic : límbico (adj)
line : línea (f)
linear : linear (adj), relativo a una línea
lip : labio (m)
lipids : lípidos (m), grasas y sustancias similares en la sangre
lipophilic : lipofílico(a) (adj), soluble en grasa
lipoprotein : lipoproteína (f), combinación de una grasa y una proteína

liposome : liposoma (m)
lips, vaginal : labios (m) vaginales
liver : hígado (m)
lobe : lóbulo (m)
lochia : loquios (m), pérdidas vaginales tras el parto
long-haired : pelilargo(a) (adj), de pelo largo
lumbar : lumbar (adj), relacionado con la parte inferior de la columna vertebral
lumen : lumen (m), cavidad o canal dentro de un órgano o tubo
lung : pulmón (m)
lungs : pulmones (m)
lymphatic : linfático(a) (adj)
lymphocyte : linfocito (m), células con núcleo redondo
lymphocytic : linfocitario(a) (adj), que concierne a los linfocitos, células con núcleos redondos

M

macula : mácula
macule : mácula (f), mancha en la retina
male : varón (m), macho (m)
mammary : mamario(a) (adj), relativo a la mama
man : hombre (m)
mark, birth : mancha (f) de nacimiento, marca (f) de nacimiento
marrow : médula (f)
marrow, bone : médula ósea (f), hueso (m) medular
masculine : masculino(a) (adj)
masticatory : masticatorio(a) (adj), que afecta a los músculos de la masticación
mastocyte : mastocito (m), célula (f) de Mast, célula (f) cebada
mature : maduro(a), (adj), añejo(a) (adj)
maxillary : maxilar (adj), relativo a los huesos de la cara arriba de la boca
medullary : medular (adj), relativo a la médula de cualquier tipo
membrane : membrana (f)
membrane, mucus : membrana (f) mucosa
memory : memoria (f)
menarche : menarquia (f), fecha de la primera menstruación
menstrual : menstrual (adj)

menstrual flow : flujo (m) menstrual
menstrual period : período (m) menstrual, regla (f)
menstruation : menstruación (f), regla (f)
mental : mental (adj), relacionado con la mente
mesenteric : mesentérico(a) (adj), relativo al mesenterio
mesentery : mesenterio (m)
metabolism : metabolismo (m), conjunto de reacciones bioquímicas dentro del organismo
metabolite : metabolito (m), sustancia producida por metabolismo
metabolization : metabolizar (v), transformación de una sustancia en el cuerpo
microcirculation : microcirculación (f), flujo de sangre en todo el sistema de vasos minúsculos
microsomal : microsómico (adj), procedente de los microsomas
microvillus : microvellosidad (f), forma de vellosidad sobre la superficie de una célula
micturition : micción (f), acción de orinar
miosis : miosis (f)
mitosis : mitosis (f), división de una célula
mobility : movilidad (f), posibilidad de realizar movimientos activos
molar : muela (f)
molecular : molecular (adj), relativo a las moléculas o compuesto por ellas
motility : motilidad (f), facultad de moverse espontáneamente
mouth : boca (f)
mucocutaneous : mucocutáneo(a) (adj), relativo a las mucosas y a la piel
mucosa : mucosa (f), mucoso(a) (adj)
mucus : mucus (m), moco (m)
mucus membrane : membrana (f) mucosa
multiparous : multípara (adj), que ha parido como mínimo dos hijos
muscle : músculo (m)
muscular : muscular (adj), relativo al músculo
musculature : musculatura (f), aparato muscular del cuerpo

mustache : bigote (m)
myocardium : miocardio (m)

N

nail, finger- : uña (f)
nares : narinas (f), ventanas (f) de la nariz
nasal : nasal (adj), relativo a la nariz
nasal cavity : fosa (f) nasal
nasal fossa : fosa (f) nasal
nasal septum : tabique (m)
nasolacrimal : nasolagrimal (adj), relativo a la nariz y al aparato lagrimal
navel : ombligo (m)
neck : cuello (m)
neck, back of : nuca (f), parte posterior del cuello
neonatal : neonatal (adj), relativo al primer mes de vida
nerve : nervio (m)
neural : neural (adj), relativo a los nervios
neuromuscular : neuromuscular (adj), relativo a la conexión entre los nervios y los músculos
neuronal : neuronal (adj), relativo a las neuronas

neutrophil : neutrófilos (m), leucocitos en la sangre que tienen afinidad por los colorantes neutros
newborn : recién nacido(a) (adj), recién nacido (m), recién nacida (f)
nidation : anidación (f), implantación del embrión maduro
nipple, female : pezón (m)
nipple, male : tetilla (f)
normotensive blood pressure : presión (f) sanguínea normal, normotenso(a) (adj)
nose : nariz (f)
nulliparous : nulípara (adj), que no ha parido

O

obdurator, muscle : músculo obdurador (m), rotación de la cadera hacia los lados y para los movimientos de flexión de la pierna
ocular : ocular (adj), perteneciente al ojo
oculogyric : oculógiro(a) (adj), relativo al giro de los ojos
oncotic : oncótico(a) (adj), relativo a presión oncótica

oncotic pressure : presión (f) oncótica, relativo a edema
optic : óptico(a) (adj), perteneciente a la vista o al nervio óptico
optical : óptico(a) (adj)
oral : oral (adj), bucal (adj), perteneciente o relativo a la boca
orally : oralmente (adv), por vía bucal
orbit : órbita (f), la cavidad ósea que contiene el globo ocular
orbital : orbital (adj), relativo a la cavidad ósea que contiene el globo ocular
organ : órgano (m)
organism : organismo (m), cualquier cosa viviente
orgasm : orgasmo (m), punto más alto de la excitación sexual
orifice : orificio (m)
osmotic : osmótico(a) (adj), perteneciente o relativo a la difusión de cada lado de una membrana
ossicle : osículo (m), huesecillo (m)
ossification : osificación (f), formación del hueso o de sustancia ósea
ovarian : ovárico(a) (adj), perteneciente y/o referente al ovario
ovary : ovario (m)
ovulation : ovulación (f), desprendimiento natural del óvulo
ovum : óvulo (m), huevo pequeño en el ovario

P
palate : paladar (m)
palm of the hand : palma (f) de la mano
palpebral : palpebral (adj), referente al párpado
pancreas : páncreas (m)
parathyroid : paratiroideo(a) (adj), perteneciente o relativo a la glándula paratiroides
paravenous : paravenoso(a) (adj), cercano a una vena
parenchyma : parénquima (m), parte funcional de un órgano
parietal : parietal (adj), relativo a la pared de una cavidad
parturition : parto (m)
passage : paso (m), conducto (m), tránsito (m)
pelvic : pélvico(a) (adj), relativo a la parte inferior del tronco del cuerpo
pelvis : pelvis (f)

penis : pene (m), miembro (m) masculino
penis, glans : glande (m)
penis, tip of the : punta (f) del pene
peptic : péptico(a) (adj), relativo a la acción del jugo gástrico
perfusion : perfusión (f)
perianal : perianal (adj), situado alrededor del ano
peridural : peridural (adj), situado alrededor de la envoltura del sistema nervioso
perinatal : perinatal (adj), que ocurre inmediatamente antes o después del parto
perineal : perineal (adj), relativo a la región limitada por el escroto o vagina y el ano
period, menstrual : período (m) menstrual, regla (f)
perioral : perioral (adj), situado alrededor de la boca

periorbital : periorbitario(a) (adj), situado alrededor de la órbita
peripheral : periférico(a) (adj), alejado del centro, en las orillas

peristalsis : peristalsis (f), contracciones por medio de los órganos tubulares, como el intestino
perivascular : perivascular (adj), situado alrededor de un vaso
permeability : permeabilidad (f), propiedad de una membrana de dejar pasar las sustancias
person : persona (f)
perspiration : transpiración (f), sudor (m)
phagocytosis : fagocitosis (f), incorporación y digestión de partículas en el interior de la célula
phallic : fálico(a) (adj), referente al pene
pharyngeal : faríngeo(a) (adj)
pharynx : faringe (f)
physical : físico (m), físico(a) (adj), corporal (adj)
piloerection : piloerección (f), erección del pelo
placenta : placenta (f)
plasma protein : proteína (f) del plasma
plasmin : plasmina (f), enzima que convierte la

fibrina a productos solubles
plasminogen : plasminógeno (m), precursor inactivo de la plasmina
pleura : pleura (f)
plexus : plexo (m), maraña (f)
plexus of vessels or nerves : plexo (m) de vasos o nervios, maraña (f) de vasos o nervios
polypeptide : polipéptido (m), elemento de una proteína
poop : heces (f), excrementos (m), deposiciones (f), caca (f), popó (m)
pores : poros (m)
posterior : posterior (adj), situado por detrás
postmenopausal : posmenopáusico(a) (adj), que ocurre después de la menopausia
postnatal : postnatal (adj), posnatal (adj), después del nacimiento
postural : postural (adj), relativo a la postura o posición
posture : postura (f)
potentiation : potenciación (f), activación de algo

precordial : precordial (adj), situado delante del corazón
precursor : precursor (m), que precede
pregnancy : embarazo (m)
pregnant : embarazada (adj)
pregnant woman : mujer (f) embarazada
preload : precarga (f), volumen de sangre que regresa al ventrículo derecho al final de la diástole
premenstrual : premenstrual (adj), que ocurre antes de la menstruación
prenatal : prenatal (adj), que existe o se presenta antes del nacimiento
prepuce : prepucio (m), pliegue que cubre el pene o el clítoris
pressure : presión (f)
presynaptic : presináptico(a) (adj), que se encuentra antes de la sinapsis
procreation : procreación (f), reproducción (f), proceso de traer al mundo un nuevo ser
production : producción (f)

productive : productivo(a) (adj), productor(a) (adj), que produce una cosa o acción nueva
prostate : próstata (f)
protease : proteasa (f), enzima que destruye proteínas
protein : proteína (f)
protein, intracellular : proteína (f) intracelular
proteolytic : proteolítico(a) (adj), que digiere o hidroliza las proteínas
prothrombin : protrombina (f), factor II de la coagulación sanguínea
proximal : proximal (adj), situado más cerca
psychomotor : psicomotor (adj), relativo a los efectos motores de la actividad cerebral o psíquica
puberty : pubertad (f), período de maduración sexual
pubic : púbico(a) (adj)
pubic hair : vellos (m) púbicos
pubis : pubis (m)
puerperium : puerperio (m), período o estado de confinamiento después del parto
pulmonary : pulmonar (adj), relativo al pulmón
pulsation : pulsación (f), latido (m) rítmico
pulse : pulso (m)
pulse, relating to : relativo al pulso (m)
pulsing : pulsátil (adj)
pupil : pupila (f), niña (f) del ojo
push : empujón (m), empujar (v), rempujo (m)
pylorus : píloro (m), salida del estómago hacia el duodeno

Q

QRS complex : complejo (m) QRS, manifestación eléctrica de la contracción cardíaca
QT interval : intervalo (m) QT, representa la duración total de la sístole eléctrica

R

radius : radio (m)
receptor : receptor (m)
rectal : rectal (adj), perteneciente o relativo al recto
rectum : recto (m)
red blood cells : células (f) rojas de la sangre, glóbulos (m) rojos
red-haired : pelirrojo(a) (adj)

reflex : reflejo (m), reacción involuntaria en respuesta a un estímulo externo
region : región (f), parte del cuerpo
regional : regional (adj), local (adj)
regulation : regulación (f), reglamentación (f)
regulator : regulador (m), reguladora (f), regulador(a) (adj)
renal : renal (adj), perteneciente o relativo al riñón
renin : renina (f), hormona elaborada por el riñón
renovascular : relativo a los vasos del riñón
replication : replicación (f), la acción de hacer una copia
reproduction : reproducción (f)
respiratory : respiratorio(a) (adj), perteneciente o relativo a la respiración
response : respuesta (f), reacción después de un estímulo
retinal : retiniano (adj), relativo a la retina
retrobulbar : retrobulbar (adj), detrás del bulbo raquídeo
retrosternal : retroesternal (adj), detrás del esternón
rib : costilla (f)
right : derecha (f), derecho(a) (adj)
right-handed : de la mano (f) derecha
right-handed person : derecho (m), derecha (f)

S
sacrum : sacro (m)
saliva : saliva (f)
salivation : salivación (f), secreción de saliva
scalp : cuero (m) cabelludo
sclera : esclerótica (f), blanco de los ojos
scrotum : escroto (m)
sebaceous : sebáceo(a) (adj)
sebaceous glands : glándulas (f) sebáceas
sebum : sebo (m), sustancia untosa y aceitosa de las glándulas sebáceas
secretion : secreción (f)
semen : semen (m), jugo (m), leche (f) del hombre
sensation : sensación (f)
sense : sentido (m)
sense of sight : sentido (m) de la vista
sensitization : sensibilización (f),

administración de un antígeno que induce una respuesta inmunitaria
sensory : sensorial (adj), perteneciente o relativo a las sensaciones
septum : septum (m), tabique (m) de separación
serum : suero (m), parte acuosa de la sangre y otros líquidos biológicos donde se disuelven ciertas sales o sustancias
sex : sexo (m)
sexual intercourse : relación (f) sexual
shaft : mástil (m)
shin : espinilla (f)
shit : caca (f), mierda (f)
short-haired : de pelo (m) corto
shoulder : hombro (m)
side : lado (m)
sight : vista (f)
sight, sense of : sentido (m) de la vista
sigmoid : sigmoide (m), sigmoide (adj), de forma similar a la letra S, como la parte del intestino grueso que está situado antes del recto
sinus : seno (m)
sinusal : sinusal (adj), relativo o perteneciente a una bolsa o una cavidad
sinuses : senos (m)
sinuses, facial : senos (m) faciales, senos (m) de la cara
site : sitio (m), lugar (m)
situated : situado(a) (adj)
skeletal : esquelético(a) (adj), perteneciente al esqueleto
skeleton : esqueleto (m)
skin : piel (f)
skin complexion : cutis (f), tez (f)
sleep : sueño (m)
smell : olor (m)
sodium : sodio (m)
sole : planta (f) del pie
somatotrophin : somatotropina (f), hormona del crecimiento
sperm : esperma (m)
spermatogenesis : espermatogénesis (f), los espermatozoides
spermatozoon : espermatozoide (m)
sphincter : esfínter (m), músculo que cierra la salida de un órgano
spinal : espinal (adj), relativo a la columna vertebral
spine : columna (f) vertebral, espina (f) dorsal
spit : escupida (m), esputo (m)
spleen : bazo (m)
squamous : escamoso(a) (adj), que tiene escamas

sternum : esternón (m)
stimulation : estimulación (f)
stimulus : estímulo (m)
stomach : estómago (m)
stool : excremento (m)
structural : estructural (adj)
structure : estructura (f)
struma : estroma (m), armazón o trama de un tejido, que sirve para sostener entre sus mallas los elementos celulares
subarachnoid : subaracnoideo (adj), que está situado o que se produce debajo de la aracnoides
subcapsular : subcapsular (adj), que está situado o que ocurre debajo de una cápsula
subconjunctival : subconjuntival (adj), que está situado o que ocurre debajo de la conjuntiva
subcutaneous : subcutáneo(a) (adj), que está situado o que ocurre debajo de la piel
sublingual : sublingual (adj), situado debajo de la lengua
substrate : sustrato (m), base (f), sustancia (f) básica

supine : supino (adj), que descansa sobre el dorso
supraventricular : supraventricular (adj), superior al ventrículo
swallow : trago (m)
sweat : transpiración (f), sudor (m)
synapse : sinapsis (f), la zona de contacto entre dos nervios
synaptic : sináptico (adj), que pertenece o afecta a la zona de contacto entre dos nervios
synovial : sinovial (adj), relativo a la cápsula o membrana de las articulaciones
synthesis : síntesis (f), formación de sustancias
systemic : sistémico(a) (adj), que afecta al cuerpo en su totalidad
systole : sístole (f)
systolic : sistólico(a) (adj), que se relaciona con la contracción del músculo, en particular, el músculo cardíaco

T
tail : rabo (m), cola (f)
tear duct : conducto (m) lagrimal
tear ducts : conductos (m) lagrimales

tears : lágrimas (f)
teeth : dientes (m), muelas (f)
tensioactive : tensiactivo(a) (adj), que ejerce efecto sobre la tensión superficial
tension : tensión (f), tono (m), potencial (m) eléctrico, presión (f)
terminal : postrero (m), terminal (adj), final (adj), último(a) (adj), postrero(a) (adj)
testicle : testículo (m), huevo (m), bola (f), talega (f)
testicular : testicular (adj), perteneciente a los testículos
thalamus : tálamo (m), parte de los núcleos grises en el cerebro
thermoregulation : termorregulación (f), regulación del calor o de la temperatura
thigh : muslo (m)
thin : delgado(a) (adj)
thoracic : torácico(a) (adj), relativo al tórax
thorax : tórax (m)
throat : garganta (f)
thumb : pulgar (m)
thyroid : tiroides (f), glándula (f) tiroidea, tiroideo(a) (adj)

thyroid gland : glándula (f) tiroidea
tip of the penis : punta (f) del pene
toe : dedo (m) del pie
toenail : uña (f) del dedo del pie
tone : tono (m), tensión (f)
tongue : lengua (f)
tonic : tónico (m), tónico(a) (adj), que produce y restablece el tono normal, que se caracteriza por tensión continua
tonsils : amígdalas (f), anginas (f)
tooth : diente (m), muela (f)
tooth, wisdom : diente (m) del juicio, muela (f) del juicio
trachea : tráquea (f)
transaminase : transaminasa (f), tipo de enzima hepática
tress : trenza (f)
trigger zone : zona (f) de excitabilidad aumentada, donde se generan impulsos nerviosos
trophic : trófico(a) (adj), nutritivo(a) (adj)
tubercle : nódulo (m), en particular del hueso
tubular : tubular (adj), que tiene forma de tubo

tumescence : tumescencia (f)
tumescent : tumescente (adj)
tympanic : timpánico(a) (adj)
tympanic membrane : tímpano (m), membrana del oído medio
tympanum : tímpano (m), membrana del oído medio

U

umbilical cord : cordón (m) umbilical
umbilicus : ombligo (m)
unilateral : unilateral (adj), situado en un solo lado
ureter : uréter (m)
urethra : uretra (f)
urethric : uretral (adj)
uric acid : ácido (m) úrico
urinary : urinario(a) (adj), relacionado con la orina
urine : orina (f)
urogenital : urogenital (adj), referente a los órganos urinarios y sexuales
uterus : útero (m)

V

vagal : vagal (adj), perteneciente al nervio vago, décimo nervio craneal
vagina : vagina (f)
vaginal : vaginal (adj), que afecta a la vagina
vaginal lips : labios (m) vaginales
vagotonia : vagotonía (f), excitabilidad aumentada del nervio vago
valve : válvula (f)
valvule : valvulilla (f), válvula (f) pequeña
vas deferens : vaso (m) deferente
vascular : vascular (adj), referente a los vasos sanguíneos
vasoactive : vasoactivo (adj), que ejerce un efecto sobre el calibre de los vasos
vasoconstriction : vasoconstricción (f), estrechamiento de los vasos sanguíneos
vasodilatation : vasodilatación (f), dilatación de los vasos sanguíneos
vasomotor : vasomotor (adj), que afecta al calibre de los vasos sanguineos
vein : vena (f)
venereal : venéreo(a) (adj), perteneciente al contacto sexual

venous : venoso (adj), perteneciente a las venas
ventral : ventral (adj), relativo al vientre
ventricular : ventricular (adj), perteneciente a una cavidad, como en el corazón o el cerebro
vertebral : vertebral (adj), perteneciente a las vértebras
vessel : vaso (m)
vessel, blood : vaso (m) sanguíneo
vestibular : vestibular (adj), perteneciente a un vestíbulo
view : visión (f), vista (f), ver (m)
visceral : visceral (adj), perteneciente a una víscera
vision : visión (f)
vision, field of : campo (m) visual
visual : visual (adj), relativo a la visión
vital capacity : capacidad (f) vital, volumen de gas que puede expulsarse de los pulmones
vitreous : vítreo(a) (adj), cristalino(a) (adj)
voice : voz (f)
voices : voces (f)
vulva : vulva (f), los genitales externos femeninos
vulvar : vulvar (adj), perteneciente a los genitales externos femeninos

W

wall : pared (f)
wax, ear : cera (f), cerumen (m), cerilla (f)
white blood cells : células (f) blancas de la sangre, glóbulos (m) blancos
wisdom tooth : muela (m) del juicio
woman, pregnant : mujer (f) embarazada
womb : matriz (f)
wrapper : envoltura (f)
wrist : muñeca (f)

Z

zygoma : pómulo (m)
zygomas : pómulos (m)

Dates
Fechas

Days
Monday : lunes (m)
Tuesday : martes (m)
Wednesday : miércoles (m)
Thursday : jueves (m)
Friday : Viernes (m)
Saturday : Sabado (m)
Sunday : Domingo (m)

date : fecha (f)
day : día (m)
month : mes (m)
today : hoy (adv)
tomorrow : mañana (m)
tomorrow is another day : mañana (m) será otro día
tomorrow is Monday (It is Monday tomorrow.) : mañana (adv) es lunes
tomorrow morning : mañana (adv) por la mañana
tomorrow, as of : a partir de mañana (adv)
tomorrow, starting : a partir de mañana (adv)
tomorrow, the day after : pasado mañana (adv)
tomorrow, until : hasta mañana (adv)
tonight : esta noche (f)
week : semana (f)
yesterday : ayer (adv)
yesterday afternoon : ayer (adv) por la tarde, ayer (adv) tarde
yesterday evening : ayer (adv) por la tarde, ayer (adv) tarde, al final del día
yesterday morning : ayer (adv) por la mañana
yesterday night (last night) : ayer (adv) por la noche, ayer (adv) noche
yesterday, a week ago : hace ayer (adv) una semana
yesterday, it seems like : parece que fue ayer (adv)
yesterday, the day before : anteayer (adv)
yesteryear : ayer (m)

Months
January : enero (m)
February : febrero (m)
March : marzo (m)
April : abril (m)
May : mayo (m)
June : junio (m)
July : julio (m)
August : agosto (m)
September : septiembre (m)

October : octubre (m)
November : noviembre (m)
December : diciembre (m)
date : fecha (f)
day : día (m)
month : mes (m)
week : semana
year : año

Time

1 o'clock : a la una
1 o'clock in the afternoon : a la una de la tarde (f)
1 o'clock in the morning : a la una de la mañana (f)
1 o'clock sharp : a la una en punto (m)
2 o'clock : a las dos
2 o'clock sharp : a las dos en punto (m)
5 o'clock : a las cinco
5 o'clock in the evening : a las cinco de la tarde (f)
5 o'clock sharp : a las cinco en punto (m)
7 o'clock : a las siete
7 o'clock at night : a las siete de la noche (f)
7 o'clock sharp : a las siete en punto (m)
afternoon : tarde (f)
afternoon, 1 o'clock in the : a la una de la tarde (f)
afternoon, in the : por la tarde (f)
afternoon, tomorrow : mañana (adv) por la tarde
afterwards : después (adv), más (adv) tarde (adv), al poco rato (m)
afterwards, soon : poco después (adv), poco más tarde (f), al poco rato (m)
again : otra vez (f), de nuevo (m)
at night : por (prep) la noche
autumn : otoño (m)
bedtime : a la hora de acostarse
before : antes (adv)
before meals : antes de cada comida
daily : diario(a) (adj), diariamente (adv)
day, per : al día (m), por día (m)
daybreak : amanecer (m), salida (f) del sol
diurnal : diurno(a) (adj), que se produce durante el día
duration : dura (f), duración (f)
during the day : durante el día (m)
earlier on : anteriormente (adv)
early : temprano (adv)

early as possible : lo más pronto posible, cuanto antes
early, 10 minutes : diez minutos (m) antes de la hora (f) (de llegada)
eight o'clock : a las ocho
eight o'clock sharp : a las ocho en punto (m)
eleven o'clock : a las once
eleven o'clock sharp : a las once en punto (m)
evening : final de tarde (f)
evening, 5 o'clock in the : a las cinco de la tarde (f)
evening, in the : por la tarde (f)
evening, tomorrow : mañana (adv) al final de la tarde
every hour : cada hora (f)
every three hours : cada tres horas (f)
everyday : diario(a) (adj), diariamente (adv)
five o'clock : a las cinco
five o'clock sharp : a las cinco en punto (m)
four o'clock : a las cuatro
four o'clock sharp : a las cuatro en punto (m)
from time to time : de vez (f) en cuando

hour : hora (f)
How many times? : ¿Cuántas veces (f)?
How often? : ¿Cada cuanto tiempo (m)?, ¿Cada cuánto?
in a few minutes : en unos minutos
in the afternoon : por la tarde (f)
in the evening : al final de la tarde (f)
in the morning : por la mañana (f)
interval : intervalo (m), porción de espacio o de tiempo entre dos cosas u ocurrencias
It is 1 o'clock sharp. : Es la una en punto (m).
It is 1 o'clock. : Es la una.
It is 5 o'clock sharp. : Son las cinco en punto (m).
It is 5 o'clock. : Son las cinco.
It is 7 o'clock sharp. : Son las siete en punto (m).
It is 7 o'clock. : Son las siete.
It is early. : Es temprano.
It is late. : Es tarde (adj).
It is time for ... : Es la hora (f) de ...

last time, the : la última vez (f)
latent period : período (m) latente, período previo al incio de una reacción o de una enfermedad
later : más (adv) tarde (adv), luego (adv), después (adv)
lunchtime : hora (f) de almorzar
minute : minuto (m)
morning : mañana (f)
morning, 1 o'clock in the : a la una de la mañana (f)
morning, early in the : temprano en la mañana (f), muy de mañana
morning, in the : por la mañana (f)
morning, tomorrow : mañana (adv) por la mañana
night : noche (f)
night, 7 o'clock at : a las siete de la noche (f)
night, at : por (prep) la noche
night, last : anoche (f)
night, tomorrow : mañana (adv) por la noche
nightfall : anochecer (m)
nightmare : pesadilla (f)
nighttime : de noche (f)
nighttime, at : por la noche (f)
nine o'clock : a las nueve
nine o'clock sharp : a las nueve en punto (m)
nocturnal : nocturno(a) (adj), relativo a la noche
noon : mediodía (m)
now : ahora (adv), ahorita (adv), ya (adv)
now, before : antes (adv)
now, right : ahora (adv) mismo
nowadays : en la actualidad (f), hoy en día (m)
often as not : la mitad de las veces (f)
often, every so : alguna que otra vez (f), de vez (f) en cuando
often, How? : ¿Cada cuánto tiempo (m)?, ¿Cada cuánto?
often: more often than not : la mayoría de las veces (f)
once : una vez (f)
once-a-day : una vez por día, diario(a) (adj), diariamente (adv)
one o'clock : a la una
one o'clock sharp : a la una en punto (m)
per day : al día (m), por día (m)

per minute : por minuto (m), al minuto (m)
period : período (m)
periodic : periódico(a) (adj), cíclico(a) (adj), habitual (adj), regular (adj), repetitivo(a) (adj)
periodical : periódico(a) (adj)
perioperative : perioperatorio(a) (adj), cerca de una operación
postoperative : postoperatorio(a) (adj), después de una operación
postpartum : posparto (adj), después del parto
postprandial : postprandial (adj), que se presenta después de una comida
posttraumatic : postraumático(a) (adj), que ocurre después de un trauma
preoperative : preoperatorio(a) (adj), que precede a una operación
previously : anteriormente (adv), previamente (adv)
repeated : repetido(a) (adj)
seven o'clock : a las siete
seven o'clock sharp : a las siete en punto (m)
short time ago : hace poco rato (m)
simultaneous : simultáneo(a) (adj), que se hace o que ocurre al mismo tiempo
Since when? : ¿Desde cuándo?
six o'clock : a las seis
six o'clock sharp : a las seis en punto (m)
sporadic : esporádico(a) (adj), no epidémico, que ocurre a veces
spring (season) : primavera (f)
summer : verano (m)
ten o'clock : a las diez
ten o'clock sharp : a las diez en punto (m)
three o'clock : a las tres
three o'clock sharp : a las tres en punto (m)
time : vez (f), tiempo (m)
time, each : cada vez (f)
time: What time is it? : ¿Qué hora es?
times : veces (f), tiempos (m)
transitory : transitorio(a) (adj), pasajero(a) (adj)
turn (it's my) : turno (m), vez (f)
twelve o'clock : a las doce
twelve o'clock sharp : a las doce en punto (m)
twice : dos veces (f)
twice-a-day : dos veces (f) cada día

two o'clock : a las dos
two o'clock sharp : a las dos en punto (m)
upon arising : al levantarse (v)

What time is it? : ¿Qué hora (f) es?
winter : invierno (m)

Equipment / Supplies

A
absorbent cotton : algodón (m) absorbente
adhesive tape : cinta (f) adhesiva, cinta (f) de pegar
aerosol : aerosol (m), producto destinado a ser inhalado
apparatus : aparato (m)
autoclave : autoclave (f)

B
baby bottle : biberón (m), pacha (f), mamila (f)
balance : balance (m)
bandage : venda (f), vendaje (m)
bandage applied to a vessel : vendaje (m) sobre un vaso
bandage dressing : vendaje (m)
bandaids : curitas (f), venditas (f)
barrier : barrera (f), obstrucción (f)
basket, wastepaper : papelera (f), basurero (m)
bedpan : basín (m), basinica (f)
benzoin : benjuí (m)
bifocals : lentes (m) bifocales
binder : cartapacio
blade : filo (m)
blanket : frazada (f), cobertor (m)
bleach : blanqueador (m)
board : tabla (f)
board, restraining : tabla (f) para sujetar (v)
borax : bórax (m)
bottle, baby : biberón (m), pacha (f), mamila (f)
bottle, hotwater : bolsa (f) de agua (f) caliente
brace : inmovilizador (m), férula (f)
braces (dental) : frenos (m)
bridge (dental) : puente (m) fijo
brush : cepillo (m)
brush, scrub : bruza (f), cepillo (m) de fregar (v)
bulb : bulbo (m)

C
cabinet : gabinete (m)
cabinet, medicine : botiquín (m) de medicinas
calculator : calculadora (f)
calipers : calibrador (m)

calipers, orthopedic : soporte (m) ortopédico
camera : cámara (f)
canister : bote (m), lata (f), cajita (f)
cannula : cánula (f), tubo que se introduce en una cavidad
cap : tapón (m)
cardiogram : cardiograma (m)
cardiograph : cardiógrafo (m)
case : caso (m)
cast : yeso (m)
catgut suture : sutura (f) de catgut, tripa (f)
catheter : catéter (m), tubo (m), sonda (f)
cautery : cauterio (m)
cement : cemento (m)
centrifuge : centrífuga (f)
cephalometer : cefalómetro (m)
chair : silla (f)
chart, eye : cartel (m) para agudeza visual
chastity belt : cinturón (m) de castidad (f)
clamp : grapa (f)
clamp, ring : grapa (f) con anillo
cleanser : detergente (m), limpiador (m)
clinic : clínica (f)
clock : reloj (m)

colonoscopic : colonoscópico(a) (adj)
colonscope : colonoscopio (m)
compress : compresa (f)
computer : ordenador (m), computadora (f)
condom : condón (m), preservativo (m)
condoms : condones (m), preservativos (m)
consultation : consulta (f)
contact lenses : lentes (m) de contacto, pupilentes (m)
container : envase (m), recipiente (m), contenedor (m)
contrast medium : medio (m) de contraste, medio (m) para visualización radiográfica
copier : fotocopiadora (f)
copy : copia (f)
copy machine : fotocopiadora (f)
cotton : algodón (m)
cover-up : cubrir (v), tapar (v)
crutch : muleta (f)
cubicle : cubículo (m)
culture : cultivo (m)
curved : curvo(a) (adj)
cylinder : cilindro (m)
cystoscope : cistoscopio (m)

cystoscopic : cistoscópico(a) (adj)

D
dam, rubber : protector (m) de hule
delivery room : sala (f) de partos
densitometer : densitómetro (m)
dental floss : hilo (m) dental
dental plaque : placa (f) dental, sarro (m)
denture : dentadura (f) postiza, prótesis (f) dental
dentures, set of : dentadura (f) postiza
deodorizer : inodoro (m)
dermatome : dermátomo (m)
detector : detector (m)
detergent : detergente (m)
device : dispositivo (m)
diagnostic : diagnóstico (m)
diaper : pañal (m), zapeta (f)
diary : diario (m)
dictation : dictado (m)
disinfectant : desinfectante (m), agente que destruye o elimina las bacterias
doctor's office : consultorio (m) médico
douche : ducha (f)

douche, vaginal : ducha (f), lavado (m) vaginal
drain : drenaje (m)
drape : cortina (f)
dressing room : tocador (m), vestidor (m)
dressing, bandage : vendaje (m)
drill : taladro (m)
dropper : gotero (f)

E
earplugs : tapones (m) para los oídos
elastic : elástico(a) (adj)
electric : eléctrico(a) (adj)
electrocardiogram : electrocardiograma (m)
emergency room : sala (f) de emergencia
encounter : encuentro (m)
endoscope : endoscopio (m)
endoscopic : endoscópico(a) (adj)
equipment : equipo (m), herramientas (f), aparato (m)
examination room : consultorio (m), sala (f) de examen
extended-wear lenses : lentes (m) para uso extendido
eye chart : cartel (m) para agudeza visual

eye cup : copa (f) para los ojos
eye dropper : gotero (m) para los ojos
eye glasses : anteojos (m), lentes (m), gafas (f), espejuelos (m)
eyebath : ojera (f)

F
facial tissue : pañuelo (m) facial, servilleta (f) facial)
false teeth : dentadura (f) postiza
fan : ventilador (m), abanico (m)
fetoscope : fetoscopio (m)
filling (dental) : amalgama (f), relleno (m)
film : película (f)
first aid kit : botiquín (m) de primeros auxilios
flask : frasco (m)
floss, dental : hilo (m) dental
fluoroscope : fluoroscopio (m)
footrest : estribo (m)
footstep : pisada (f)
foot-stool : grada (f), banquillo (m), escabelo (m)
forceps : fórceps (m)
fork, tuning : diapasón (m)
form : forma (f)

freezer : congelador (m)

G
garbage can : basurero (m), balde (m), bote (m) de basura, recipiente (m) de basura
gas : gas (m)
gauge : indicador (m)
gauge, pressure : manómetro (m)
gauze : gasa (f)
girdle : faja (f)
glass, magnifying : lupa (f)
glasses (sunglasses) : gafas (f), anteojos (m) de sol
glasses, bifocals : lentes (m) bifocales
glasses, eye : anteojos (m), lentes (m), gafas (f), espejuelos (m)
glue : cola (f), pegamento (m)
goggles : gafas (f)
goniometer : goniómetro (m)
guaiac : guayaco (m)
guide : guía (m/f)
gum (chewing) : goma (f) de mascar, chicle (m)
gun : pistola (f)

H
hacksaw : sierra (f) para metales (m)
hammer : martillo (m)

handle : mango (m)
handout (leaflet) : folleto (m), octavilla (f)
handout (pamphlet) : panfleto (m)
hard lenses : lentes (m) duros
harness, child safety : arnés (m) de seguridad
headboard (bed) : cabecera (f)
headlamp : foco (m) de cabecera
headphones : audífonos (m)
headrest : cabezal (m)
headrestraint : apoyacabezas (m)
heater : calentador (m), calefacción (f)
helmet : casco (m)
hinge : bisagra (f)
history : historia (f)
hood : capucha (f), caperuza (f)
hospital : hospital (m)
hotwater bottle : bolsa (f) de agua caliente
humidifier : humidificador (m)
hydraulic : hidráulico(a) (adj)
hyperbaric : hiperbárico (a) (adj), relativo a una presión elevada, en particular con oxígeno
hypodermic : hipodérmica (f), hipodérmico(a) (adj), que se pone debajo de la piel

I
implant : implante (m)
incense : incienso (f)
incinerator : incinerador (m)
incubator : incubadora (f)
infrared : infrarrojo(a) (adj)
inhaler : inhalador (m)
inpatient : paciente (m) interno
instructions : instrucciones (f)
instrument : instrumento (m)
intrauterine : intrauterino(a) (adj)
intrauterine device : dispositivo (m) intrauterino, espiral (f), aparato (m)
irrigation : irrigación (f), riego (m)
IUD : dispositivo (m) intrauterino, espiral (f), aparato (m)

J
journal : diario (m)
jug, measuring : jarra (f) medidora, graduada (f), taza (f) medidora

K

kit : equipo (m), caja (f) de herramientas, útiles (m)
kit, snakebite : equipo (m) para mordedura de serpientes
kneepad : rodillera (f)

L

labor and delivery room : sala (f) de labor y partos
labor room : sala (f) de labor
laboratory : laboratorio (m)
lamp : lámpara (f), foco (m)
lantern : farol (m), linterna (f)
laser : láser (m)
lens (camera, etc.) : objetivo (m)
lens (glasses) : lente (m)
lenses, contact : lentes (m) de contacto, pupilentes (m)
lenses, extended-wear : lentes (m) para uso extendido
lenses, hard : lentes (m) duros
lenses, soft : lentes (m) suaves
leprosy hospital : leprocomio (m)
light : luz (f), leve (adj), claro(a) (adj)
lights : luces (f)
list : lista (f)
litmus : papel (m) de tornasol
locker : apartado (m), caja (f) con llave
loop : lazo (m), presilla (f)

M

machine : máquina (f), aparato (m)
machine, copy : fotocopiadora (f)
machine, x-ray : máquina (f) de radiografías
magnet : imán (m)
magnifying glass : lupa (f)
mallet : mazo (m)
material : materia (f), material (adj)
material, cloth : tela (f)
medical record : expediente (m), registro (m) médico
memorandum : memorándum (m)
meter (device) : contador (m), medidor (m)
microscope : microscopio (m)
mirror : espejo (m)
mixer : mezcladora (f), batidora (f)
monitor : monitor (m)

mortar : mortero (m)
motor : motor (m)

N
nail (metal) : clavo (m)
nailfile : lima (f) de uñas
nebulizer : nebulizador (m), rociador (m)
needle : aguja (f)
netting : redes (f)
nippers : alicates (m)
note : nota (f)
notebook : cuaderno (m), libreta (f)
notepaper : papel (m) para cartas
nozzle : boquilla (f)
nylon : nilón (m)
nylon sutures : suturas (f) de nilón

O
office : oficina (f)
office, doctor's : consultorio (m)
operating room : sala (f) de operaciones
operating table : mesa (f) de operaciones
ophthalmoscope : oftalmoscopio (m)
orthopedic calipers : soporte (m) ortopédico
otoscope : otoscopio (m)
outpatient : paciente (m) externo
outpatient department : consulta (f) externa

oxygen tent : cámara (f) de oxígeno

P
pacemaker : marcapasos (m)
pad : almohadilla (a)
paper : papel (m)
paperwork : papeleo (m), trámites (f)
partial (dental) : puente (m) removible
patient : paciente (m)
pen : pluma (f), lapicero (m), boligrafo (m)
pencil : lápiz (m)
pessary : pesario (m), instrumento que se coloca en la vagina para corregir desplazamiento del útero, supositorio medicinal para la vagina
photocopier : fotocopiadora (f)
photoelectric : fotoeléctrico(a) (adj)
photograph : fotografía (f), foto (f)
photographic : fotográfico(a) (adj)
physical exam : físico (m), examen (m) físico, prueba (f) física
pillow : almohada (f)
pillowcase : funda (f) de almohada
pipe : conducto (m), cañería (f)

plaster : yeso (m)
plate (metal) : placa (f)
pneumatic : neumático(a) (adj)
pregnancy test : prueba (f) del embarazo
pressure gauge : manómetro (m)
printer : impresora (f)
prophylactic : profiláctico (m), profiláctico(a) (adj)
prosthesis : prótesis (f), sustituto artificial de una parte u órgano
proverb : proverbio (m)
pulsometer : pulsómetro (m)
pump : bomba (f)
punch (instrument) : perforadora (f)

R
radio : radio (f)
radioactivity : radioactividad (f)
radiograph : radiografía (f)
rag : trapo (m)
rasp : raspa (f), raspador (m), escalpelo (m), escofina (f)
rays, X- : rayos (m) X, rayos (m) equis
razor blade : hoja (f) de afeitar
razor, safety : maquinilla (f) de afeitar, rasuradora (f)
record : registro (m)
record, medical : expediente (m), registro (m) médico
reference : referencia (f)
research : investigación (f)
reservoir : reservorio (m), depósito (m), cavidad para almacenamiento
resource : recurso (m)
restraining board : tabla (f) para sujetar o de encerrar
result : resultado (m)
ribbon : cinta (f)
ring (object) : aro (m)
ring clamp : grapa (f) con anillo
rod (metal) : barra (f)
roll : rollo (m), rollete (m)
room, dressing : tocador (m), vestidor (m)
room, examination : consultorio (m), sala (f) de examen
room, operating : sala (f) de operaciones
room, waiting : sala (f) de espera
rope : cuerda (f), cordón (m)

rubber dam : protector (m) de hule
ruler : regla (f)

S

sack : saco (m)
safety harness, child : arnés (m) de seguridad
safety razor : maquinilla (f) de afeitar, rasuradora (f)
sample : muestra (f)
sanatorium : sanatorio (m)
sanitary : sanitario(a) (adj)
saw : sierra (f)
scale : escala (f)
scalpel : escalpelo (m)
scanner : escáner (m)
scissors : tijeras (f)
screw : tornillo (m)
scrub brush : bruza (f), cepillo (m) de fregar
seat : silla (f), asiento (m)
set of dentures : dentadura (f) postiza
sharp : afilado(a) (adj), agudo(a) (adj)
sharp-pointed : punta (f) afilada, agudo(a) (adj)
sheet : sábana (f)
sheet (of paper) : hoja (f)
shelf : estante (m), librera (f)

shield : capa (f) protectora, escudo (m)
shirt : camisa (f)
shoes : zapatos (m)
shower : ducha (f)
silicone : silicona (f)
silk : seda (f)
silk sutures : suturas (f) de seda
silver : plata (f)
silver nitrate : nitrato (m) de plata
sink : fregadero (m), lavatrastos (m)
siphon : sifón (m)
skirt : falda (f), saya (f)
slippers : zapatillas (f), pantuflas (f)
smock : guardapolvo (m)
snakebite kit : equipo (m) para mordedura de serpientes
snap : cierre (m)
soft lenses : lentes (m) suaves
solder : soldadura (f)
sonic : sónico(a) (adj)
specimen : especimen (m), muestra (f)
specimen container : frasco (m) para muestra
specimen swab : frotis (m)
spectacles : gafas (f)
speculum : espéculo (m)
spittoon : escupidera (f)
splint : tablilla (f), férula (f)

sponge : esponja (f)
spring (device) : resorte (m), muelle (m)
stair : escalón (m), grada (f)
stand : puesto (m)
steel : acero (m)
step : paso (m)
sterile : estéril (adj)
sterilizer : esterilizador (m)
stethescope : estetoscopio (m)
stirrup : estribo (m)
stopper : tapón (m)
strap : correa (f), tirante (m)
stretcher : camilla (f)
string : cuerda (f), cordel (m)
strip : tira (f)
strips, small : tiritas (f)
styptic : astringente (adj)
substitute : sustituto (m), sustituto(a) (adj)
sunglasses : gafas (f), anteojos (m) de sol
surgery suite : consultorio (m) de cirugía, sala (f) de operaciones
suture : sutura (f)
sutures, catgut : suturas (f) de tripa
sutures, nylon : suturas (f) de nilón
sutures, silk : suturas (f) de seda
swab : hisopo (m) de algodón
swab, specimen : frotis (m)
sweeper : barredora (f), escoba (f)
syringe : jeringa (f)

T
table : mesa (f)
table, operating : mesa (f) de operaciones
tampon : tampón (m)
tape : cinta (f)
tape, adhesive : cinta (f) adhesiva, cinta (f) de pegar
tape, video : cinta (f) de video
teaching : enseñanza (f)
teeth, false : dentadura (f) postiza
telephone : teléfono (m)
tent, oxygen : cámara (f) de oxígeno, tienda (f) de oxígeno
test, pregnancy : prueba (f) de embarazo
textbook : libro (m) de texto
thermostat : termostato (m)
thingamajig : chisme (m)
thread : hilo (m)
thumbtack : tachuela (f), chincheta (f), chinche (f)
tissue : tejido (m)

tissue paper : toalla (f) de papel
tissue, facial : toalla (f) facial de papel
toilet : inodoro (m), servicio (m), excusado (m), retrete (m)
toilet paper : papel (m) de baño
toiletries : artículos (m) de tocador
toothbrush : cepillo (m) de dientes
toothed : dentado(a) (adj)
toothpaste : dentífrico (m), pasta (f) de dientes, pasta (f) dentífrica
toothpick : mondadientes (m), palillo (m)
tourniquet : torniquete (m)
towel : toalla (f)
towel, paper : toalla (f) de papel, paño (m) de papel
toy : juguete (m)
tray : azafate (m), bandeja (f)
trephine : legra (f)
truss : braguero (m)
tube : trompa (f), tubo (m)
tuning fork : diapasón (m)

U
ultrasound machine : máquina (f) de ultrasonido
ultraviolet rays : rayos (m) ultravioleta, rayos (m) para tratar la psoriasis, una enfermedad de la piel caracterizada por descamación excesiva
urethrotome : uretrótomo (m)
urinal : urinal (m)
urinalysis : urinálisis (m), examen (m) de orina

V
vaginal douche : lavado (m), ducha (f) vaginal
vaporizer : vaporizador (m)
veneer : capa (f) exterior, apariencia (f)
vent : agujero (m)
ventilator : ventilador (m)
video : video (m)
videotape : cinta (f) de video (m)

W
waiting room : sala (f) de espera
wand : vara (f)
wash : lavado (m)
washbasin : lavabo (m), lavamanos (m)
wastepaper basket : papelera (f)

watch : reloj (m) de pulsera
water : agua (f)
wheel : rueda (f)
wick : mecha (f)
wig : peluca (f)
wipe : toalla (f) para limpieza
wire : alambre (m)
wood : madera (f)
wrench : retorcer (v), tirón (m)

X
x-ray machine : máquina (f) de radiografías

x-rays : radiografía (f), rayos (m) X, rayos (m) equis

Y
None : ningún

Z
zipper : cremallera (f), cierre (m)

Kitchen / Food

A
acorn : bellota (f)
almonds : almendras (f)
aluminun foil : papel (m) de aluminio
anchovy : anchoa (f)
angler fish : rape (m)
apple : manzana (f)
apron : delantal (m)
artichoke : alcachofa (f)
artichoke heart : corazón (m) de alcachofa
asparagus : espárrago (m)
aspic : aspic (m)
avocado : aguacate (m)

B
bacon : tocino (m)
baking powder : levadura (f) en polvo
banana : plátano (m), banana (f)
barbeque : barbacoa (f), parrillada (f)
barley : cebada (f)
barley soup : sopa (f) de cebada
barley, pearl : cebada (f) perlada
barleycorn : grano (m) de cebada
basil : albahaca (f)
basin : escudilla (f), tazón (m), palangana (f)
basin, wash : lavabo (m)
bass, sea : lubina (f)
bass, stone : cherna (f)
basted : rociado(a) (adj)
basting : rociando (ger)
batter : mezcla (f)
batter fried : rebozado(a) (adj), empanizado(a) (adj)
bayleaf : laurel (m)
bean sprouts, soybean : brotes (m) de soya
beans : habas (f), habichuelas (f), alubias (f), frijoles (m)
beans, black : alubias (f) negras
beans, broad : habas (f)
beans, green : habichuelas (f), ejotes (m)
beans, kidney : alubias (f) rojas
beans, lima : frijoles (m)
beans, pinto : frijoles (m)
beans, soy : semillas (f) de soya
beans, string : ejotes (m)
bechamel sauce : bechamel (m)
beef : ternera (f), carne (f) de vaca, res (f)

beef, minced : carne (f) de res picada
beef, roast : rosbif (m)
beef, shredded : ternera (f) picada
beer : cerveza (f)
beer, draft : cerveza (f) cruda
beer, draught : cerveza (f) cruda
beet : remolacha (f), betabel (m), betarraga (f)
bitter : agrio(a) (adj), amargo(a) (adj), ácido(a) (adj)
black beans : frijoles negros (m), alubias (f) negras
blackberry : zarzamora (f)
blade of a knife : hoja (f) del cuchillo
blend : mixto (m)
boned : dehuesado(a) (adj)
bottle : botella (f)
bottle opener : destapador (m)
bowl : tazón (m), cuenco (m)
bowl, sugar : azucarero (m)
brandy : coñac (m)
bread : pan (m)
bread stick : palillo (m) de pan, colín (m)
bread, stale : pan (m) duro, pan (m) rancio
bread, unleavened : pan (m) ázimo, pan (m) sin levadura
breadboard : tabla (f) de cortar pan
breadbox : panera (f), caja (f) para guardar pan
breadcrumbs : migas (f) de pan, pan (m) rallado
breakfast : desayuno (m)
breast of chicken : pechuga (f) de pollo
broad beans : habas (f)
broccoli : brócoli (m), brécol (m)
broth : caldo (m)
brown bread : pan (m) integral
brussel sprouts : coles (f) de Bruselas
burrito : burrito (m)
butter : mantequilla (f)
buttermilk : suero (m) de la leche
butterscotch : caramelo (m) duro y hecho con azúcar

C
cabbage : col (f), repollo (m)
caffeine : cafeína (f)
cake : pastel (m)
calorie : caloría (f)
can : lata (f), tarro (m), bote (m)
canned : enlatado (adj)

canneloni : canelones (m)
capers : alcaparras (f)
carafe : jarra (f), garrafa (f)
carbohydrate : carbohidrato (m)
carrot : zanahoria (f)
casserole : caserola (f), estofado (m)
cauliflower : coliflor (f)
caviar : caviar (m)
cayenne pepper : pimienta (f) cayena
celery : apio (m)
cereal : cereal (m)
cheese : queso (m)
cheese sticks : palitos (m) de queso
cheese straws : palitos (m) de queso
cheesecake : tarta (f) de queso
chestnut : castaña (f)
chick peas : garbanzos (m)
chicken : pollo (m)
chicken breast : pechuga (f) de pollo
chicken leg : muslo (m) de pollo
chicken nuggets : pepitas (f) de pollo, trocitos (m) de pollo
chimichanga : chimichanga (f)
chip : patata (f) frita

chive : chive (m), cebolleta (f)
chocolate : chocolate (m), chocolate (adj)
chocolate shop : chocolatería (f)
chop (pork, lamb) : chuleta (f), costilla (f)
chop sticks : palillos (m) para comer
cider : sidra (f)
cinnamon : canela (f)
citric acid : ácido (m) cítrico
clams : almejas (f)
clove : clavo (m) de olor
cloves of garlic : dientes (m) de ajo
coarse : de grano (m) grueso
coarse sugar : azúcar (m) de grano grueso
cocoa powder : cocoa (f) en polvo
coconut : coco (m)
coconut meat : carne (f) de coco
coconut milk : agua (f) de coco (m)
cod : bacalao (m)
coffee : café (m)
colander : colador (m), coladero (m)
confectioner's custard : crema (f) pastelera
conger eel : congrio (m)
consistency : consistencia (f)

cooked crab : cangrejo (m) preparado
cooked ham : jamón (m) York
cookie : galleta (f)
cooking pot : olla (f), marmita (f)
cooled : refrigerado(a) (adj)
coriander : cilantro (m), culantro (m)
corkscrew : sacacorchos (m)
corn : maíz (m)
corn silk : pelos (m) de elote, cabellos (m) de elote
corn, sweet : maíz (m) tierno, elote (m), choclo (m), jojoto (m)
cornflakes : copos (m) de maíz tostados
cornflour : harina (f) de maíz
cottage cheese : requesón (m)
courgette : calabacín (m)
course, main : plato (m) principal, segundo plato (m)
crab (food) : cangrejo (m), jaiba (f)
cranberry : arándano (m)
crayfish, fresh-water : cangrejo (m) de río
crayfish, sea : langosta (f) pequeña, cigala (f)

cream (of milk) : nata (f), crema (f)
cream, double : nata (f) para montar
cream, single : crema (f) líquida, nata (f) líquida
cream, sour : crema (f) agria, nata (f) agria
cream, whipped : crema (f) batida, nata (f) montada
créme de menthe : crema (f) de menta
croquette : croqueta (f)
crouton : crutón (m), panecillos (m), cuscurro (m)
cube of sugar : terrón (m) de azúcar
cucumber : pepino (m)
cumin : comino (m)
cup, measuring : taza (f) para medir
cupcake : cubilete (m), magdalena (f)
curdled : cuajado(a) (adj)

D
dash : chorrito (m)
daub : mancha (f)
deer : venado (m)
dessert : postre (m)
diet : dieta (f), régimen (m)
dietary : dietético (m)
dietetic : dietético(a) (adj)

dieting : haciendo dieta (f), llevando una dieta (f)
dill : eneldo (m)
dining hall : refectorio (m)
dining room : comedor (m)
dining-room table : mesa (f) de comedor
dinner : cena (f)
dinnertime : hora (f) de cenar
dip : salsa (f) para bocaditos
dish : plato (m)
dish soap : detergente (m), jabón (m) para lavar platos
dish, serving : fuente (f) para servir, plato (m) para servir
dishpan : palangana (f) para lavar los platos
dishpan hands : manos (f) de fregona, manos (f) de lavatrastos
dishrag : paño (m) para lavar los platos
dishwasher (machine) : lavadora (f) de platos
dough : masa (f)
doughnut : donut (m), rosquilla (f)
draft beer : cerveza (f) cruda
draught beer : cerveza (f) cruda
dressing, salad : aliño (m), salsa (f)
drink : bebida (f)

E
egg : huevo (m)
egg white : clara (f) de huevo
egg yolk : yema (f) de huevo
egg, hard-boiled : huevo (m) duro
egg, scrambled : huevos (m) revueltos
eggcup : huevera (f)
eggnog : ponche (m) de huevo, rompope (m)
eggplant : berenjena (f)
enchilada : enchilada (f)
endives : endivias (f)
essence of vanilla : esencia (f) de vainilla

F
fat : grasa (f)
fat, pork : tocino (m)
fennel : hinojo (m)
fermentation : fermentación (f), transformación (f) de sustancias orgánicas a través de la degradación de las azucares
fillets : filetes (m)
filling : relleno (m)
filling, meat : relleno (m) de carne

fine sugar : azúcar (m) blanca de granulado muy fino
finely : en trozos (m) menudos
fish (to eat) : pescado (m)
fish fillets : filetes (m) de pescado
fishbone : espina (f)
flour : harina (f)
flour, corn : harina (f) de maíz
foil : papel (m) de aluminio
food : comida (f), alimento (m)
food coloring : colorante (m) alimenticio
food, junk : comida (f) basura, comida (f) sin valor alimenticio
foodstuffs : productos (m) alimenticios, comestibles (m)
fork : tenedor (m)
French fries : patatas (f) fritas
French toast : torrija (f), tostada (f) francesa
fresh : fresco(a) (adj)
fried in batter : rebozado(a) (adj), empanizado(a) (adj)
fries, French : patatas (f) fritas, papas (f) fritas
fritter : torreja (f), fritura (f)
frozen : congelado(a) (adj)
fruit : fruta (f)
fruit in syrup : conserva (f)
frying pan : sartén (f)

G
garden, herb : herbario (m)
garlic : ajo (m)
garnish : guarnición (f)
gelatin : gelatina (f)
ginger : jengibre (m)
glass (drinking) : vaso (m)
glazed : glaseado(a) (adj)
gluten : gluten (m), proteína (f) procedente de la harina de cereales
goose : ganso (m)
gooseberry : grosella (f) espinosa, uva (f) espina
gordolobo : gordolobo (m)
goulash : estofado (m) al estilo húngaro
gourmet : gourmet (m), gastrónomo (m)
granary : panera (f)
granary bread flour : granos (m) de trigo malteado
granulated sugar : azúcar (m) granulado, azúcar (m) refinado
grape : uva (f)

grapefruit : pomelo (m), toronja (f)
grated : rallado(a) (adj)
gravy : salsa (f) espesa
gravy boat : salsera (f)
grease : grasa (f), lubricante (m)
greased : engrasado(a) (adj)
green beans : habichuelas (f), ejotes (m)
green onion : cebolleta (f), cebolla (f) de verdeo
green pepper : pimiento (m) verde
griddle : plancha (f)
gridiron : parrilla (f)
gristle : cartílago (m)
grocer, of vegetables : verdulero (m)
ground : molido(a) (adj), pulverizado(a) (adj)
gruel : atole (m)
guava : guayaba (f)

H
haddock : abadejo (m)
hake : merluza (f)
ham : jamón (m)
hard-boiled egg : huevo (m) duro
hare : liebre (f)
heart of artichoke : corazón (m) de alcachofa
heart of cabbage : cogollo (m)
heart of lettuce : cogollo (m)
herb : heirba (f)
herb garden : jardín (m) de hierbas, hertario (m)
herring : arenque (m)
high heat : fuego (m) fuerte
honey : miel (f)
honeydew melon : melón (m) de pulpa verdosa
hot dog : salchicha (f), perro (m) caliente, perrito (m) caliente, pancho (m)
hotplate : hornillo (m), hornilla (a)

I
ice : hielo (m)
ice cream : helado (m)
icing, sugar : azúcar (m) glace
ingredient : ingrediente (m)
ingredients : ingredientes (m)
invert sugar : azúcar (m) invertido, mezcla (f) de glucosa y fructosa en partes iguales

J
jam : mermelada (f)
jam jar : tarro (m) para mermelada, jarro (m) para mermelada
jar : jarro (m)
jelly, clear : jalea (f)
jelly, savory : aspic (m)

jug : jarra (f)
juice : jugo (m), zumo (m)
juicy : jugoso(a) (adj)
julienne : juliano(a) (adj)
junk food : comida (f) basura, comida (f) chatarra

K
kelp : alga (f) marina
kidney beans : alubias (f) rojas
kipper : arenque (m)
kitchen : cocina (f)
kitchen sink : fregadero (m), lavabo (m), lavatrastos (m)
kitchen tissue : papel (m) de cocina
kitchenware : artículos (m) de cocina
kiwi : kiwi (m)
knife : cuchillo (m)
knife sharpener : afilador (m)
knob of butter : nuez (f) de mantequilla
knucklebone, pork : hueso (m) de codillo
knucklebone, veal : hueso (m) de caña
kumquat : naranjita (f) china, kumquat (m), quinoto (m)

L
ladle : cucharón (m)

lamb : cordero (m)
lard : manteca (f), grasa (f) de cerdo
larder : despensa (f)
large onion : cebollón (m)
layer : capa (f)
leaf : hoja (f)
leaven : levadura (f)
leaves : hojas (f)
leeks : puerros (m)
legume : legumbre (f)
lemon : limón (m)
lentils : lentejas (f)
lettuce : lechuga (f)
lid : tapadera (f)
lima beans : frijoles (m)
lime : lima (f)
liquor : liquor (m), licor (m)
loaf : hogaza (f)
lollipop : paleta (f)
lump of sugar : terrón (m) de azúcar
lunch : almuerzo (m)

M
mahi mahi : dorado (m)
main course : plato (m) principal, segundo plato
maple : arce (m)
maple sugar : azúcar (m) de arce
mattress : colchón (m)
mayonnaise : mayonesa (f)
meal : comida (f)

measuring cup : taza (f) para medir
measuring spoon : cuchara (f) de medir
meat : carne (f)
meat filling : relleno (m) de carne
meat pie : pastel (m) de carne (f)
meat soup : caldo (m) de carne
meat, minced : carne (f) picada
meat, rare : carne (f) poco cocida, carne (f) roja
meat, shredded : carne (f) picada
meatball : albóndiga (f)
meathook : gancho (m) de carnicero (m)
milk : leche (f)
milk, skim : leche (f) descremada, leche (f) desnatada
milkshake : batido (m)
milky : lechoso(a) (adj)
milky tea : té (m) con mucha leche
minced beef : ternera (f) picada
minced meat : carne (f) picada
minced pork : cerdo (m) picado
mint : yerba (f) buena, hierba (f) buena, menta (f)
mint tea : té (m) de yerba buena, té (m) de hierba buena
mix : mezcla (f)
mixing bowl : bol (m), tazón (m)
molasses : melaza (f)
muffin : mollete (m)
mug : tazón (m)
mulberry : mora (f)
mullet : lisa (f), mújol (m)
mushroom : champiñón (m), hongo (m)
mussels : mejillones (m)
mustard : mostaza (f)

N
nectarine : nectarina (f)
non-fattening : no engordativo(a) (adj)
non-stick : antiadherente (adj), que no se pega
noodles : tallarines (m), fideos (m)
nut : nuez (f)
nutmeg : nuez (f) moscada
nutrient : nutriente (m), alimentación (f), alimento (m)
nutrition : nutrición (f)
nuts (food) : nueces (f)

O
oatmeal : hojuelas (f) de avena
oats : avena (f)

offal : despojos (m), asaduras (f) desecho (m)
oil : aceite (m)
oil, olive : aceite (m) de oliva
olive : aceituna (f)
olive oil : aceite (m) de oliva
omelette : omeleta (f), tortilla (f) de huevos rellena, tortilla (f) francesa
onion : cebolla (f)
onion, green : cebolleta (f), cebolla (f) verde
onion, large : cebollón (m)
opener : abridor (m)
opener, bottle : destapador (m)
orange : naranja (f)
orange blossoms : flor (f) de azahar
orange juice : jugo (m) de naranja
oregano : orégano (m)
oven : horno (m)
oven usable : para uso en el horno
oxtail : rabo (m) de buey
oyster : ostra (f), ostión (m)

P

pan : cazo (m)
pancake : panqueque (m), crepe (m), buñuelo (m)
pannier : panera (f)
paper towel : toalla (f) de papel, paño (m) de papel
paper, waxed : papel (m) encerado
paprika : pimentón (m)
paraffin : parafina (f)
parsley : perejil (m)
pasta : pasta (f)
pastry wrap : empanada (f), empanadilla (f)
pate : paté (m)
pea : guisante (m), chícharo (m)
pea soup : sopa (f) de guisantes
peach : melocotón (m), durazno (m)
peanut : maní (m), cacahuete (m), cacahuate (m)
peanut brittle : crocante (m) de maní
peanut butter : mantequilla (f) de cacahuete, mantequilla (f) de maní
pearl barley : cebada (f) perlada (f)
pecan : pecana (f), nuez (f)
peeled : pelado(a) (adj)
peeler : mondador (m), pelador (m)
peeler, potato : cuchilla (f) para pelar patatas
pepper : pimienta (f)

pepper, green : pimiento (m) verde
peppercorns : granos (m) de pimienta
pestle : maja (f)
pie : empanada (f), pastel (m)
pie, meat : pastel (m) de carne (f)
piece : pedazo (m)
pig, suckling : lechón (m), cochinillo (m)
pineapple : piña (f)
pinenuts : piñones (m)
pinto beans : frijoles (m)
pizza : pizza (f)
plate (kitchen) : plato (m)
plate, soup : plato (m) hondo
plum : ciruela (f)
poached : escalfado(a) (adj)
popcicle : paleta (f)
popcorn : palomitas (f)
poppy : amapola (f)
poppyseed : semilla (f) de amapola
pork : cerdo (m)
pork fat : tocino (m)
pork rind : piel (m) crujiente y tostada del cerdo asado
pork, minced : cerdo (m) picado
pork, shredded : cerdo (m) picado
pot : olla (f), marmita (f)

potato : patata (f), papa (f)
potato chip : patata (f) frita
potato peeler : cuchilla (f) para pelar patatas
potato starch : fécula (f)
potato, sweet : boniato (m), batata (f), camote (m)
potatoes, fried : patatas (f) fritas
prawns : gambas (f)
preservative : preservante (m)
preserve, fruit : confitura (f), mermelada (f)
pretzel : galleta (f) salada
prune : ciruela (f) seca
pudding : budín (m), pudín (m)
puff pastry : hojalda (f), hojaldre (m)
pumpkin : calabaza (f), zapallo (m)
punch (drink) : ponche (m)
purée : puré (m)
Pyrex : Pirex (m)

Q
quail : codorniz (f)

R
rabbit : conejo (m)
radish : rábano (m)

raisin : pasa (f)
rare meat : carne (f) poco cocinada, carne (f) roja
ration : ración (f)
raw : crudo(a) (adj)
recipe : receta (f)
recipe book : recetario (m)
red mullet : salmonete (m)
red pepper : pimiento (m) rojo
refried beans : frijoles (m) refritos
refrigerated : refrigerado(a) (adj)
refrigeration : refrigeración (f)
refrigerator : refrigerador (m)
rhubarb : ruibarbo (m)
rice : arroz (m)
rind : cáscara (f)
ripe : maduro(a) (adj)
roast beef : rosbif (m)
roasted : asado(a) (adj)
roe : huevas (f)
roll (loaf) : mollete (m)
room, dining : comedor (m)
root : raíz (f)
rose : rosa (f)
rosemary : romero (m)
rue : ruda (f)

S
saffron : azafrán (m)

saffron-flavored : azafrado(a) (adj), sabor (m) a azafrán
sage : salvia (f)
salmon : salmón (m)
salmon, roe : hueva de salmón (f)
salsa : salsa (f)
salt : sal (f)
salt cod : bacalao (m) salado
salted : salado(a) (adj)
sandwich : bocadillo (m)
sardines : sardinas (f)
sauce : salsa (f)
sauce, tatar : salsa (f) tártara
saucepan : cazo (m)
sausage : salchicha (f), embutido (m)
sausage meat : carne (f) de salchicha (f)
savory jelly : aspic (m)
scald : escaldadura (f), quemadura (f)
scallion : cebolleta (f), cebolla (f) de verdeo
scrambled egg : huevos (m) revueltos
seafood : mariscos (m)
seal : sello (m)
season with salt and pepper, to : salpimentar (v)
seasoning : condimento (m)
seed : semilla (f)

serving, dish : fuente (f), plato (m) hondo,
shallot : cebolleta (f)
shellfish : mariscos (m)
shells : cáscaras (f)
sherry : jerez (m)
shopping list : lista (f) de compra
shoulder, meat : paletilla (f), paleta (f)
shredded beef : ternera (f) picada
shredded meat : carne (f) picada
shredded pork : cerdo (m) picado
shrimp : camarón (m), gamba (f), langostino (m), quisquilla (f)
sieve : tamiz (m), cedazo (m), cernidor (m)
silver foil : papel (m) de aluminio
sink, kitchen : fregadero (m), lavabo (m)
sirloin steak : solomillo (m)
skim milk : leche (f) desnatada, leche (f) descremada
skinned : pelado(a) (adj)
slice : rebanada (f)
slice thinly, to : cortar (v) en lonchas, cortar (v) en rodajas finas
sliced : en trozos (m), en rodajas (f)

sliced bread : pan (m) de molde
slotted spoon : espumadera (f)
smoked : ahumado(a) (adj)
smoker : fumador (m), fumadora (f)
snack : bocadito (m), bocadillo (m), tentempié (m), refrigerio (m)
snail : caracol (m)
snuff : rapé (m)
soap : jabón (m)
soap, dish : lavavajillas (f), detergente (m)
soft (food) : blando(a) (adj)
soft drink : refresco (m)
soufflé : comida (f) delicada preparada con huevos batidos y queso y cocinada al horno **soup** : sopa (f)
soup plate : plato (m) hondo, plato (m) sopero
soup tureen : sopera (f)
soup, barley : sopa (f) de cebada
soup, meat : sopa (f) de carne
soup, pea : sopa (f) de guisantes
soup, vegetable : sopa (f) de legumbres
soupy : espeso(a) (adj)
sour : agrio(a) (adj)

sour cream : crema (f) agria, nata (f) agria
sourcrout : berza (f) ácida, repollo (m) ácido
soy : soya (f)
soy bean : semilla (f) de soya
soy sauce : salsa (f) de soya
spaghetti : espaguetis (m), fideos (m)
spicy : picante (adj)
spinach : espinaca (f)
spine (food) : espina (f)
spit (for cooking) : asador (m)
splash : salpicadura (f)
spoon : cucharada (f), cuchara (f)
spoon, measuring : cuchara (f) de medir
sprig : ramita (f)
squid : calamar (m)
stale bread : pan (m) duro, pan (m) rancio
stalk : tallo (m)
starch : almidón (m)
starch, potato : fécula (f)
steak : bistec (m)
steak, tenderloin : lomito (m), solomillo (m)
steamer : olla (f) de vapor
stew : estofado (m)
stewed : estofado(a) (adj)
sticks : palitos (m)
sticks, cheese : palitos (m) de queso
stock : caldo (m)
strainer : colador (m), coladero (m)
strawberry : fresa (f)
string beans : ejotes (m)
stuffing : relleno (m)
suckling pig : lechón (m), cochinillo (m)
suds : espuma (f) de jabón
sugar : azúcar (m)
sugar bowl : azucarero (m)
sugar cube / lump : terrón (m) de azúcar
sugar icing : azúcar (m) glace
sugar, coarse : azúcar (m) de grano grueso
sugar, fine : azúcar (m) blanca de granulado muy fino
sugar, granulated : azúcar (m) granulada o refinada
sugar, maple : azúcar (m) de arce
sugar, Oh : caramba (interj)
sugar-coated : azucarado (m), garapiñado(a) (adj)
supper : cena (f), comida (f)
sweet : dulce (adj)
sweet basil : albahaca (f)

sweet potato : boniato (m), batata (f), camote (m)
sweet-and-sour : agridulce (adj)
sweetbreads : mollejas (f), lechecillas (f)
sweetcorn : maíz (m) tierno, elote (m), choclo (m), jojoto (m)
sweetener : endulzante (m), edulcorante (m), dulcificante (m)

T
table, dining room : mesa (f) de comedor
taco : taco (m)
tamale : tamal (m)
tamales : tamales (m)
tangerine : mandarina (f)
tartar sauce : salsa (f) tártara
taste : sabor (m)
tea : té (m)
tender : tierno (m)
tenderloin steak : lomito (m), solomillo (m)
thick : grueso(a) (adj), espeso(a) (adj)
thinly slice, to : cortar (v) en lonchas, cortar (v) en rodajas finas
thyme : tomillo (m)
tin can : lata (f)
tinned : en lata (adj)
toasted : tostado(a) (adj)

tofu : tofu (m), queso (m) de soya (f)
tomato : tomate (m)
tongs : tenazas (f)
topping : cubierta (f)
tostada : tostada (f)
tripe : mondongo (m), callos (m), pancita (f), guatitas (f)
trout : trucha (f)
tuna : atún (m)
tureen, soup : sopera (f)
turkey : pavo (m), chompipe (m), guajolote (m)

U
unleavened bread : pan (m) ázimo, pan (m) sin levadura

V
vanilla : vainilla (f)
vanilla, essence of : esencia (f) de vainilla
veal : ternera (f)
vegetable : vegetable (m), vegetable (adj), vegetal (m), vegetal (adj)
vegetable soup : caldo (m) de legumbres
vegetables : vegetales (m), verduras (f), legumbres (f)
vegetarian : vegetariano(a) (adj)
venison : venado (m), carne (f) de venado

vinegar : vinagre (m)
vinegar, red wine : vinagre (m) de vino tinto
vinegar, rice : vinagre (m) de arroz
vodka : vodka (f)

W
walnut : nuez (f)
walnuts : nueces (f)
watercress : berro (m)
wax : cera (f)
waxed paper : papel (m) encerado
wedge : pedazo (m) grande
whiskey : whiski (m)
whole : entero(a) (adj)

wild boar : jabalí (m)
wine : vino (m)
worm seed : epazote (m), apazote (m)
wrap, pastry : empanada (f), empanadilla (f)

X
None : ningún

Y
yeast: levadura (f)
yolks : yemas (f)

Z
zucchini : calabacín (m), calabacita (f), zapallito (m)

Numbers

Cardinal

- **0 :** cero
- **1 :** uno
- **2 :** dos
- **3 :** tres
- **4 :** cuatro
- **5 :** cinco
- **6 :** seis
- **7 :** siete
- **8 :** ocho
- **9 :** nueve
- **10 :** diez
- **11 :** once
- **12 :** doce
- **13 :** trece
- **14 :** catorce
- **15 :** quince
- **16 :** dieciséis
- **17 :** diecisiete
- **18 :** dieciocho
- **19 :** diecinueve
- **20 :** veinte
- **21 :** veintiuno
- **22 :** veintidós
- **23 :** veintitrés
- **24 :** veinticuatro
- **25 :** veinticinco
- **26 :** veintiséis
- **27 :** veintisiete
- **28 :** veintiocho
- **29 :** veintinueve
- **30 :** treinta
- **31 :** treinta y uno
- **32 :** treinta y dos
- **33 :** treinta y tres
- **34 :** treinta y cuatro
- **35 :** treinta y cinco
- **36 :** treinta y seis
- **37 :** treinta y siete
- **38 :** treinta y ocho
- **39 :** treinta y nueve
- **40 :** cuarenta
- **41 :** cuarenta y uno
- **42 :** cuarenta y dos
- **43 :** cuarenta y tres
- **44 :** cuarenta y cuatro
- **45 :** cuarenta y cinco
- **46 :** cuarenta y seis
- **47 :** cuarenta y siete
- **48 :** cuarenta y ocho
- **49 :** cuarenta y nueve
- **50 :** cincuenta
- **51 :** cincuenta y uno
- **52 :** cincuenta y dos
- **53 :** cincuenta y tres
- **54 :** cincuenta y cuatro
- **55 :** cincuenta y cinco
- **56 :** cincuenta y seis
- **57 :** cincuenta y siete
- **58 :** cincuenta y ocho
- **59 :** cincuenta y nueve
- **60 :** sesenta
- **61 :** sesenta y uno

62 : sesenta y dos	**98.6** : noventa y ocho punto seis
63 : sesenta y tres	**99** : noventa y nueve
64 : sesenta y cuatro	**100** : cien
65 : sesenta y cinco	**101** : ciento uno
66 : sesenta y seis	**102** : ciento dos
67 : sesenta y siete	**103** : ciento tres
68 : sesenta y ocho	**104** : ciento cuatro
69 : sesenta y nueve	**105** : ciento cinco
70 : setenta	**106** : ciento seis
71 : setenta y uno	**107** : ciento siete
72 : setenta y dos	**108** : ciento ocho
73 : setenta y tres	**109** : ciento nueve
74 : setenta y cuatro	**110** : ciento diez
75 : setenta y cinco	**111** : ciento once
76 : setenta y seis	**112** : ciento doce
77 : setenta y siete	**113** : ciento trece
78 : setenta y ocho	**114** : ciento catorce
79 : setenta y nueve	**115** : ciento quince
80 : ochenta	**116** : ciento dieciséis
81 : ochenta y uno	**117** : ciento diecisiete
82 : ochenta y dos	**118** : ciento dieciocho
83 : ochenta y tres	**119** : ciento diecinueve
84 : ochenta y cuatro	**120** : ciento veinte
85 : ochenta y cinco	**121** : ciento veintiuno
86 : ochenta y seis	**122** : ciento veintidós
87 : ochenta y siete	**123** : ciento veintitrés
88 : ochenta y ocho	**124** : ciento veinticuatro
89 : ochenta y nueve	**125** : ciento veinticinco
90 : noventa	**126** : ciento veintiséis
91 : noventa y uno	**127** : ciento veintisiete
92 : noventa y dos	**128** : ciento veintiocho
93 : noventa y tres	**129** : ciento veintinueve
94 : noventa y cuatro	**130** : ciento treinta
95 : noventa y cinco	**131** : ciento treinta y uno
96 : noventa y seis	**132** : ciento treinta y dos
97 : noventa y siete	**133** : ciento treinta y tres
98 : noventa y ocho	

134 : ciento treinta y cuatro
135 : ciento treinta y cinco
136 : ciento treinta y seis
137 : ciento treinta y siete
138 : ciento treinta y ocho
139 : ciento treinta y nueve
140 : ciento cuarenta
141 : ciento cuarenta y uno
142 : ciento cuarenta y dos
143 : ciento cuarenta y tres
144 : ciento cuarenta y cuatro
145 : ciento cuarenta y cinco
146 : ciento cuarenta y seis
147 : ciento cuarenta y siete
148 : ciento cuarenta y ocho
149 : ciento cuarenta y nueve
150 : ciento cincuenta
151 : ciento cincuenta y uno
152 : ciento cincuenta y dos
153 : ciento cincuenta y tres
154 : ciento cincuenta y cuatro
155 : ciento cincuenta y cinco
156 : ciento cincuenta y seis
157 : ciento cincuenta y siete
158 : ciento cincuenta y ocho
159 : ciento cincuenta y nueve
160 : ciento sesenta
161 : ciento sesenta y uno
162 : ciento sesenta y dos
163 : ciento sesenta y tres
164 : ciento sesenta y cuatro
165 : ciento sesenta y cinco
166 : ciento sesenta y seis
167 : ciento sesenta y siete
168 : ciento sesenta y ocho
169 : ciento sesenta y nueve
170 : ciento setenta
171 : ciento setenta y uno
172 : ciento setenta y dos
173 : ciento setenta y tres
174 : ciento setenta y cuatro
175 : ciento setenta y cinco
176 : ciento setenta y seis

177 : ciento setenta y siete
178 : ciento setenta y ocho
179 : ciento setenta y nueve
180 : ciento ochenta
181 : ciento ochenta y uno
182 : ciento ochenta y dos
183 : ciento ochenta y tres
184 : ciento ochenta y cuatro
185 : ciento ochenta y cinco
186 : ciento ochenta y seis
187 : ciento ochenta y siete
188 : ciento ochenta y ocho
189 : ciento ochenta y nueve
190 : ciento noventa
191 : ciento noventa y uno
192 : ciento noventa y dos
193 : ciento noventa y tres
194 : ciento noventa y cuatro
195 : ciento noventa y cinco
196 : ciento noventa y seis
197 : ciento noventa y siete
198 : ciento noventa y ocho
199 : ciento noventa y nueve
200 : doscientos
201 : doscientos uno
202 : doscientos dos
203 : doscientos tres
204 : doscientos cuatro
205 : doscientos cinco
206 : doscientos seis
207 : doscientos siete
208 : doscientos ocho
209 : doscientos nueve
210 : doscientos diez
211 : doscientos once
212 : doscientos doce
213 : doscientos trece
214 : doscientos catorce
215 : doscientos quince
216 : doscientos dieciséis
217 : doscientos diecisiete
218 : doscientos dieciocho
219 : doscientos diecinueve
220 : doscientos veinte
221 : doscientos veintiuno
222 : doscientos veintidós
223 : doscientos veintitrés
224 : doscientos veinticuatro

225 : doscientos veinticinco
226 : doscientos veintiséis
227 : doscientos veintisiete
228 : doscientos veintiocho
229 : doscientos veintinueve
230 : doscientos treinta
231 : doscientos treinta y uno
232 : doscientos treinta y dos
233 : doscientos treinta y tres
234 : doscientos treinta y cuatro
235 : doscientos treinta y cinco
236 : doscientos treinta y seis
237 : doscientos treinta y siete
238 : doscientos treinta y ocho
239 : doscientos treinta y nueve
240 : doscientos cuarenta
250 : doscientos cincuenta
275 : doscientos setenta y cinco
300 : trescientos
325 : trescientos veinticinco
350 : trescientos cincuenta
375 : trescientos setenta y cinco
400 : cuatrocientos
425 : cuatrocientos veinticinco
450 : cuatrocientos cincuenta
475 : cuatrocientos setenta y cinco
500 : quinientos
525 : quinientos veinticinco
550 : quinientos cincuenta
575 : quinientos setenta y cinco
600 : seiscientos
625 : seiscientos veinticinco
650 : seiscientos cincuenta
675 : seiscientos setenta y cinco
700 : setecientos
725 : setecientos veinticinco
750 : setecientos cincuenta
775 : setecientos setenta y cinco
800 : ochocientos
825 : ochocientos veinticinco
850 : ochocientos cincuenta
875 : ochocientos setenta y cinco

900 : novecientos
925 : novecientos veinticinco
950 : novecientos cincuenta
975 : novecientos setenta y cinco
1000 : mil
1001 : mil uno
1002 : mil dos
1003 : mil tres
1004 : mil cuatro
1005 : mil cinco
1006 : mil seis
1007 : mil siete
1008 : mil ocho
1009 : mil nueve
1010 : mil diez
1011 : mil once
1012 : mil doce
1013 : mil trece
1014 : mil catorce
1015 : mil quince
1016 : mil dieciséis
1017 : mil diecisiete
1018 : mil dieciocho
1019 : mil diecinueve
1020 : mil veinte
1021 : mil veintiuno
1022 : mil veintidós
1023 : mil veintitrés
1024 : mil veinticuatro
1025 : mil veinticinco
1026 : mil veintiséis
1027 : mil veintisiete
1028 : mil veintiocho
1029 : mil veintinueve
1030 : mil treinta
1031 : mil treinta y uno
1032 : mil treinta y dos
1033 : mil treinta y tres
1034 : mil treinta y cuatro
1035 : mil treinta y cinco
1036 : mil treinta y seis
1037 : mil treinta y siete
1038 : mil treinta y ocho
1039 : mil treinta y nueve
1040 : mil cuarenta
1100 : mil cien
1101 : mil ciento y uno
1102 : mil ciento y dos
1910 : mil novecientos diez
1911 : mil novecientos once
1912 : mil novecientos doce
1913 : mil novecientos trece
1914 : mil novecientos catorce
1915 : mil novecientos quince
1916 : mil novecientos dieciséis
1917 : mil novecientos diecisiete
1918 : mil novecientos dieciocho
1919 : mil novecientos diecinueve
1920 : mil novecientos veinte
1921 : mil novecientos veintiuno

1922 : mil novecientos veintidós
1923 : mil novecientos veintitrés
1924 : mil novecientos veinticuatro
1925 : mil novecientos veinticinco
1926 : mil novecientos veintiséis
1927 : mil novecientos veintisiete
1928 : mil novecientos veintiocho
1929 : mil novecientos veintinueve
1930 : mil novecientos treinta
1931 : mil novecientos treinta y uno
1932 : mil novecientos treinta y dos
1933 : mil novecientos treinta y tres
1934 : mil novecientos treinta y cuatro
1935 : mil novecientos treinta y cinco
1936 : mil novecientos treinta y seis
1937 : mil novecientos treinta y siete
1938 : mil novecientos treinta y ocho
1939 : mil novecientos treinta y nueve
1940 : mil novecientos cuarenta
1941 : mil novecientos cuarenta y uno
1942 : mil novecientos cuarenta y dos
1943 : mil novecientos cuarenta y tres
1944 : mil novecientos cuarenta y cuatro
1945 : mil novecientos cuarenta y cinco
1946 : mil novecientos cuarenta y seis
1947 : mil novecientos cuarenta y siete
1948 : mil novecientos cuarenta y ocho
1949 : mil novecientos cuarenta y nueve
1950 : mil novecientos cincuenta
1951 : mil novecientos cincuenta y uno
1952 : mil novecientos cincuenta y dos
1953 : mil novecientos cincuenta y tres
1954 : mil novecientos cincuenta y cuatro
1955 : mil novecientos cincuenta y cinco
1956 : mil novecientos cincuenta y seis
1957 : mil novecientos cincuenta y siete
1958 : mil novecientos cincuenta y ocho
1959 : mil novecientos cincuenta y nueve

1960 : mil novecientos sesenta
1961 : mil novecientos sesenta y uno
1962 : mil novecientos sesenta y dos
1963 : mil novecientos sesenta y tres
1964 : mil novecientos sesenta y cuatro
1965 : mil novecientos sesenta y cinco
1966 : mil novecientos sesenta y seis
1967 : mil novecientos sesenta y siete
1968 : mil novecientos sesenta y ocho
1969 : mil novecientos sesenta y nueve
1970 : mil novecientos setenta
1971 : mil novecientos setenta y uno
1972 : mil novecientos setenta y dos
1973 : mil novecientos setenta y tres
1974 : mil novecientos setenta y cuatro
1975 : mil novecientos setenta y cinco
1976 : mil novecientos setenta y seis
1977 : mil novecientos setenta y siete
1978 : mil novecientos setenta y ocho
1979 : mil novecientos setenta y nueve
1980 : mil novecientos ochenta
1981 : mil novecientos ochenta y uno
1982 : mil novecientos ochenta y dos
1983 : mil novecientos ochenta y tres
1984 : mil novecientos ochenta y cuatro
1985 : mil novecientos ochenta y cinco
1986 : mil novecientos ochenta y seis
1987 : mil novecientos ochenta y siete
1988 : mil novecientos ochenta y ocho
1989 : mil novecientos ochenta y nueve
1990 : mil novecientos noventa
1991 : mil novecientos noventa y uno
1992 : mil novecientos noventa y dos
1993 : mil novecientos noventa y tres
1994 : mil novecientos noventa y cuatro
1995 : mil novecientos noventa y cinco
1996 : mil novecientos noventa y seis
1997 : mil novecientos noventa y siete

1998 : mil novecientos noventa y ocho
1999 : mil novecientos noventa y nueve
2000 : dos mil
2000 : dos mil
2001 : dos mil uno
2002 : dos mil dos
2003 : dos mil tres
2004 : dos mil cuatro
2005 : dos mil cinco
2006 : dos mil seis
2007 : dos mil siete
2008 : dos mil ocho
2009 : dos mil nueve
2010 : dos mil diez
2011 : dos mil once
2012 : dos mil doce
2013 : dos mil trece
2014 : dos mil catorce
2015 : dos mil quince
2016 : dos mil dieciséis
2017 : dos mil diecisiete
2018 : dos mil dieciocho
2019 : dos mil diecinueve
2020 : dos mil veinte
3000 : tres mil
4000 : cuatro mil
5000 : cinco mil
6000 : seis mil
7000 : siete mil**8000** : ocho mil
9000 : nueve mil
10000 : diez mil
11000 : once mil
12000 : doce mil
20000 : veinte mil
30000 : treinta mil
40000 : cuarenta mil
50000 : cincuenta mil
60000 : sesenta mil
70000 : setenta mil
80000 : ochenta mil
90000 : noventa mil
100000 : cien mil
100001 : cien mil uno
100002 : cien mil dos
200000 : doscientos mil
300000 : trescientos mil
400000 : cuatrocientos mil
500000 : quinientos mil
600000 : seiscientos mil
700000 : setecientos mil
800000 : ochocientos mil
900000 : novecientos mil
1000000 : millón
1000001 : millón uno
1000002 : millón dos
1000003 : millón tres
1000004 : millón cuatro
1000005 : millón cinco

Ordinal

1st (first) : primero(a) (adj)
2nd (second) : segundo(a) (adj)
3rd (third) : tercero(a) (adj)
4th (fourth) : cuarto(a) (adj)
5th (fifth) : quinto(a) (adj)
6th (sixth) : sexto(a) (adj)
7th (seventh) : séptimo(a) (adj)
8th (eighth) : octavo(a) (adj)
9th (ninth) : noveno(a) (adj)
10th (tenth) : décimo(a) (adj)
11th (eleventh) : undécimo(a) (adj)
12th (twelfth) : duodécimo(a) (adj)
13th (thirteenth) : decimotercero(a) (adj)
14th (fourteenth) : decimocuarto(a) (adj)
15th (fifteenth) : decimoquinto(a) (adj)
16th (sixteenth) : decimosexto(a) (adj)
17th (seventeenth) : decimoséptimo(a) (adj)
18th (eighteenth) : decimoctavo(a) (adj)
19th (nineteenth) : decimonoveno(a) (adj)
20th (twentieth) : vigésimo(a) (adj)
30th (thirtieth) : trigésimo(a) (adj)
40th (fortieth) : cuadragésimo(a) (adj)
50th (fiftieth) : quincuagésimo(a) (adj)
60th (sixtieth) : sexagésimo(a) (adj)
70th (seventieth) : septuagésimo(a) (adj)
80th (eightieth) : octogésimo(a) (adj)
90th (ninetieth) : nonagésimo(a) (adj)
100th (one hundreth) : centésimo(a) (adj)
1000th (one thousandth) : milésimo(a) (adj)
10,000th (ten thousandth) : diez milésimo(a) (adj)
100,000th (one hundred thousandth) : cien milésimo(a) (adj)
1,000,000th (one millionth) : millionésimo(a) (adj)

Verb List

anesthetize : anestesiar
arrange : arreglar
bathe oneself : bañarse
bear down : deprimir
bear down, push, shove (such as with parturition) : pujar
beat (such as the heart) : latir
begin : comenzar, empezar
bend : inclinar
bend oneself over : agacharse
bend, fold : doblar
bite : morder
bleed : sangrar
blow : soplar
break (such as a bone) : quebrar
breathe : respirar
bring : traer
can, be able to : poder
care for, put away : guardar
check : chequear
close : cerrar
come : venir
cough : toser
count : contar
cover (such as in one's eyes or face) : tapar
cover an object : cubrir
cover oneself (such as with an object) : cubrirse
cross : cruzar
cry : llorar
curl : enrollar
dangle, hang : colgar
die : morir
do, make : hacer
eat : comer
elongate, straighten : elongar
examine : examinar
extend : extender
extract : extraer
feel (personal emotion) : sentirse
feel (an object) : sentir
finish : terminar
follow up : dar seguimiento
fracture : fracturar
frown : fruncir el ceño
give little hits (percuss) : dar golpecitos
go : ir
go down : bajar
grip : agarrar
have : tener
have (auxilliary verb) : haber
hear : oír
hold (such as one's breath), bear : aguantar

imitate : imitar
indicate : indicar
inflate : inflar
introduce (such as a finger, catheter, speculum, etc.) : introducir
jump : brincar
keep : mantener
lay oneself down : acostarse
leave in place, abandon : dejar
lift (such as a body part or other object) : levantar
listen : escuchar
live : vivir
look at, watch : mirar
make a fist : empuñar
move : mover
move oneself : moverse
must, ought : deber
need : necesitar
obtain : obtener
open : abrir
order, put in : ordenar
palpate : palpar

percuss : percutir
permit, allow : permitir

prefer : preferir
prescribe : recetar
press (a button) : oprimir
pull : jalar
push away : empujar

put : poner
put into : meter
put on oneself, dress : ponerse, vestirse
put to sleep : adormecer
read : leer
recheck : reconsultar
refrain, abstain : abstenerse
relax : relajarse
remove : quitar
remove from oneself, undress : quitarse
rest : descansar
return : regresar
rinse : rociar
save : salvar
say, tell : decir
see : ver
show : mostrar
sit oneself down : sentarse
smell : oler
smile (oneself) : sonreirse
speak : hablar
spit : escupir
squeeze : apretar
stand : pararse
stand on, go up onto : subirse
stare, fix upon : fijar
stay or keep in position : quedar
stay or keep oneself in position : quedarse
stop : parar

straighten : enderezar
straighten, stretch (such as a muscle) : estirar
swallow : tragar
take (food, alcohol, medicines) : tomar
take away : llevar
take out : sacar
teach, show : enseñar
touch : tocar

turn oneself : voltearse
turn oneself around : darse vuelta
twist, turn : girar
walk : caminar
want : querer
weigh : pesar
whisper : susurrar
worry : preocupar

Notes:

www.ingramcontent.com/pod-product-compliance
Lightning Source LLC
Chambersburg PA
CBHW051629230426
43669CB00013B/2235